CONTRIBUTION A L'ÉTUDE

DU TRAITEMENT

DU

CANCER DU TESTICULE

PAR

le Docteur C. Osorio MASCARENHAS

Ancien Interne des Hôpitaux de Paris

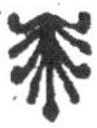

PARIS
SOCIÉTÉ GÉNÉRALE D'IMPRIMERIE ET D'ÉDITION LEVÉ
71, RUE DE RENNES, 71

1912

A mon excellent ami le Dr Wolfrom
très affectueusement
C. [illegible]

CONTRIBUTION A L'ÉTUDE DU TRAITEMENT DU CANCER DU TESTICULE

CONTRIBUTION A L'ÉTUDE

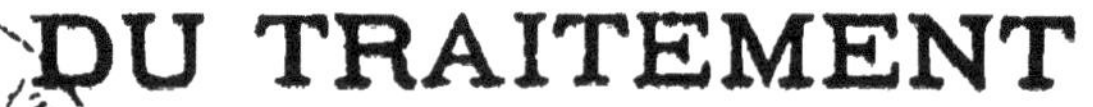

DU TRAITEMENT

DU

CANCER DU TESTICULE

PAR

le Docteur C. Osorio MASCARENHAS

Ancien Interne des Hôpitaux de Paris.

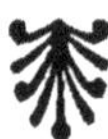

PARIS

SOCIÉTÉ GÉNÉRALE D'IMPRIMERIE ET D'ÉDITION LEVE

71, RUE DE RENNES, 71

1912

A MON EXCELLENT MAITRE ET PRÉSIDENT DE THÈSE

M. LE DOCTEUR HARTMANN

Professeur de médecine opératoire
Chirurgien de l'Hopital Bichat
Vice-président de la Société de Chirurgie
Chevalier de la Légion d'Honneur

A LA MÉMOIRE DE MON PÈRE

LE DOCTEUR CYPRIANO DA FRANÇA MASCARENHAS

A MA MÈRE

A MA SŒUR

A MES FRÈRES

AUX MIENS — A MES AMIS

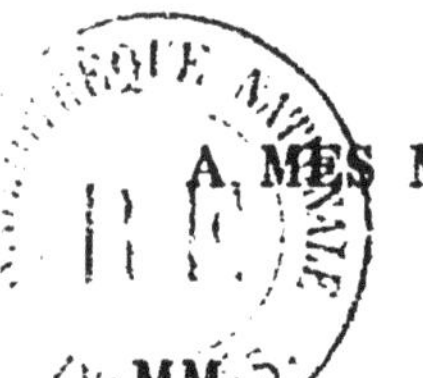

A MES MAITRES DANS LES HOPITAUX

STAGE

MM.

Dr Barié.	Médecin de l'Hôpital Laënnec (1900-1901).
Pr Reclus.	Chirurgien de l'Hôpital Laënnec (1901-1902).

EXTERNAT

Pr Duplay. *in memoriam*	Chirurgien de l'Hôtel-Dieu (1902-1903).
Dr Peyrot.	Chirurgien de l'Hôpital Lariboisière (1903-1904).
Dr Jalaguier.	Chirurgien de l'Hôpital des Enfants-Assistés (1904-1905).
Dr Brault.	Médecin de l'Hôpital Lariboisière (1904-1905).
Pr agrégé Sebileau.	Chirurgien de l'Hôpital Lariboisière (1905-1906).
Pr Hartmann.	Chirurgien de l'Hôpital Bichat (1906-1907).

INTERNAT

Pr Kirmisson.	Chirurgien de l'Hôpital des Enfants-Malades (1907-1908).
Pr Hartmann.	Chirurgien de l'Hôpital Bichat (1908-1909).
Pr agrégé Marion.	Chirurgien de l'Hôpital Lariboisière (1909-1910).
Pr agrégé Rieffel.	Chirurgien de l'Hôpital Saint-Louis (1910-1911).

A MES AUTRES MAITRES DANS LES HOPITAUX

Les Professeurs agrégés : Mauclaire, J.-L. Faure, Proust, Cunéo, Lecène.

Les Docteurs Variot, Souligoux, Boissard, Guibet, Lombard, Fredet, Alglave, Wiart, Lesné, Lapointe, Descomps, médecins, chirurgiens, accoucheur et laryngologiste des hôpitaux.

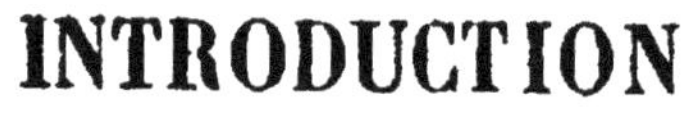

INTRODUCTION

INTRODUCTION

Le traitement chirurgical des tumeurs malignes du testicule a donné jusqu'à nos jours des résultats si aléatoires et parfois si décevants, que beaucoup de chirurgiens ont perdu tout espoir de guérir ces tumeurs.

Pas plus que pour les autres cancers, il n'est légitime de faire le procès des méthodes employées sans se baser sur une observation rigoureuse des faits. Parmi ces méthodes, nous ne voulons retenir que la castration simple et la castration suivie du curage systématique des ganglions aortico-lombaires.

On ne saurait, d'autre part, abandonner à leur malheureux sort des jeunes gens souvent robustes, parfois âgés d'à peine vingt-cinq ans, qui viennent, pleins de confiance, demander conseil au chirurgien avec l'espoir d'une prompte guérison. Celui-ci connaissant la gravité du mal ne peut, en toute conscience, leur refuser dans bien des cas la seule chance de salut qui leur reste, si minime qu'elle puisse être.

De plus, n'est-il pas hors de doute que la castration simple a guéri quelques cancers du testicule; d'autre part, n'est-il pas vrai que Gosset, Bland Sutton, Chevassu et d'autres chirurgiens ont pu mener à bien des opérations larges et que leurs opérés, dont quelques-uns présentaient des ganglions aortico-lombaires manifestement envahis, vivent depuis plus de deux ans et demi dans un parfait état de santé?

Ne sait-on pas que ces survies sont déjà assez importantes pour des malades atteints de cancer du testicule, chez qui les récidives post-opératoires sont très fréquentes? Ne doit-on pàs, par ces survies, entrevoir l'utilité réelle du curage systématique, si le chirurgien arrive à temps, c'est-à-dire avant l'envahissement du deuxième relai ganglionnaire rétro-aortique?

Si donc la castration est quelquefois suffisante, si certains résultats acquis après les interventions larges laissent place à une très grande espérance, et si, comme l'a dit Delbet, l'échec complet paralyse, mais le succès même partiel doit encourager, nous devons, non pas nous abandonner au pessimisme extrême des auteurs classiques, mais au contraire chercher encore et toujours à améliorer le traitement chirurgical des cancers du testicule, en perfectionnant les procédés opératoires et en précisant leurs indications.

A vrai dire, les résultats de ces interventions sont essentiellement subordonnés à l'état des ganglions. L'envahissement ganglionnaire toujours possible est en effet la pierre d'achoppement de la castration; l'existence fréquente de cet envahissement est la raison d'être du curage.

Pour rester donc dans les limites du vrai, et ne pas avoir de surprises par trop inattendues, il ne faut pas demander à ces opérations plus qu'elles ne peuvent donner, mais il importe, afin d'en préciser les indications, de déceler la fréquence de l'envahissement ganglionnaire dans les cancers du testicule, l'époque où commence à se faire cet envahissement, et l'influence que peut avoir sur ce dernier la nature histologique de la tumeur.

Nous avons essayé d'éclaircir ces différents points en nous

basant sur l'étude clinique des propagations. Nous nous sommes en outre demandé si parmi les symptômes de la maladie, il en est qui nous permette de dépister cet envahissement et de préciser l'époque à laquelle tout acte chirurgical est formellement contre-indiqué.

Avant d'entrer dans l'étude de ces propagations, nous dirons un mot sur les méthodes chirurgicales qui ont été préconisées contre les tumeurs malignes du testicule, et nous chercherons à connaître le mode habituel de la propagation de ces cancers, le siège anatomique des ganglions et ce qu'ils sont devenus pendant l'évolution du cancer.

Nous aborderons ensuite l'étude clinique des propagations dont les déductions vont nous permettre de faire la critique des résultats de la castration simple et du curage systématique des ganglions. Elles nous permettront aussi de choisir, parmi ces procédés opératoires, celui qui convient à chaque cas et de poser les indications et contre-indications qu'on est en droit de formuler à l'heure actuelle.

Nous terminerons cette étude par un chapitre de technique opératoire concernant ces deux interventions.

Nous avons gardé une profonde gratitude à M. le Professeur agrégé Chevassu qui a eu l'obligeance de nous donner des renseignements complémentaires sur certaines observations de sa thèse et a bien voulu faire l'examen histologique de quelques pièces que nous lui avons confiées.

Nous ne saurions trop remercier tous ceux, maîtres, collègues et amis, grâce auxquels nous avons pu réunir les éléments de cette thèse.

HISTORIQUE

HISTORIQUE

Le traitement du cancer du testicule a passé par des phases bien distinctes. Pendant longtemps, la castration a été la seule opération qu'on ait pratiquée contre les tumeurs malignes du testicule.

Rien n'était, en effet, plus simple que d'ouvrir le scrotum et de cueillir en quelque sorte le testicule en sectionnant le cordon dans le trajet inguinal.

De nos jours, les résultats de la castration sont considérés comme très aléatoires et bien des chirurgiens n'ont pas craint d'obvier à son insuffisance en tentant de nouvelles interventions dans le but d'extirper les récidives ou de parfaire le traitement chirurgical des tumeurs malignes du testicule.

Kocher, le premier, en 1885, cherche à enlever par la voie transpéritonéale médiane les métastases lombaires. Après lui, Von Bergmann, Henri Morris, Most, Rogowski, Witzel, Jaboulay font des opérations à peu près identiques. Ces tentatives, trop hardies, furent souvent hérissées de telles difficultés que, d'après Most et Sttaffel, les dangers de pareilles interventions ne semblent nullement en rapport avec les résultats douteux qu'on peut en tirer. Aussi elles furent bientôt abandonnées, et quelques années plus tard Villar (de Bordeaux) préconise une nouvelle méthode.

L'opération de Villar comporte une incision cutanée qui

commence dans la région funiculaire au-dessous de l'orifice externe du canal inguinal, se dirige en haut, au-dessus et près de l'arcade crurale qu'elle longe, remonte jusqu'au voisinage de l'épine iliaque antéro-supérieure pour se recourber ensuite perpendiculairement à l'arcade et s'arrêter à trois centimètres environ en dehors de l'ombilic.

Par ce débridement, on peut décoller le péritoine, sectionner le canal déférent dans le petit bassin et les vaisseaux spermatiques à la partie supéro-interne de la fosse iliaque, qu'on peut même atteindre presque jusque dans la région lombaire. Chemin faisant, on extirpe les ganglions interrupteurs placés dans le canal inguinal.

Villar rapporte quatre cas de malades opérés par son procédé, dont deux sont vivants depuis six ou sept ans, un est mort de cachexie et le quatrième a été perdu de vue.

Quelques années plus tard, le 7 avril 1905, et le 13 juillet 1907, Mauclaire opère deux malades par le procédé de Villar qu'il modifie.

Il pratique, en effet, une longue incision partant du canal inguinal et remontant le long du grand droit jusqu'à deux centimètres environ au-dessous de l'ombilic. Une fois les plans musculaires incisés, il décolle le péritoine dans la fosse iliaque et dans la région lombaire en allant d'abord de bas en haut vers l'ombilic et ensuite de dehors en dedans vers le rachis.

Chez ses opérés, Mauclaire arrive à sentir la moitié inférieure du rein, ne trouve pas de ganglions dans la région du hile et il fait la ligature du pédicule spermatique au même niveau.

Mauclaire fait lui-même le procès de la technique qu'il a employée. Il s'exprime ainsi : « Villar dit qu'en repoussant fortement le péritoine à la partie supérieure, on pourrait extirper quelques ganglions juxta-aortiques s'ils étaient engorgés et abordables. Cela me paraît possible, mais bien difficile, car leur adhérence au péritoine risquerait de déterminer l'ouverture de la séreuse.

Il vaudrait mieux, si l'on voulait s'acharner à enlever quelques ganglions, suivre la voie abdominale, mais avec des risques trop grands pour que cette ablation puisse être conseillée.» C'est ce qu'avait fait déjà Roberts, le 16 octobre 1901, en employant la voie médiane transpéritonéale dans le but d'extirper une récidive au niveau du cordon et de faire l'ablation de la gaine spermatique et des ganglions aortico-lombaires.

L'opération de Roberts, sobre de détails en ce qui concerne la manière dont il s'est comporté par rapport à l'intestin, au mésentère, aux vaisseaux coliques, etc..., a été pénible, difficile et incomplète. Roberts a dénudé la face antérieure de l'aorte depuis sa bifurcation jusqu'à deux pouces au-dessus, se contentant par conséquent de chercher seulement les ganglions bas situés. Quatre furent enlevés et deux reconnus histologiquement envahis. L'ablation de la tumeur de l'aine compléta l'opération. Le malade est mort quelques jours après à la suite d'une péritonite.

Le 15 janvier 1905, Chevassu, dans son mémoire de médaille d'or, puis dans sa thèse, s'élève contre le manuel employé dans ces larges interventions et préconise le curage systématique des ganglions aortico-lombaires dans la cure du cancer du testicule.

Quelque temps après, Grégoire, le 20 avril de la même année, tente le premier l'extirpation méthodique des ganglions aortico-lombaires par la voie sous-péritonéale. Cet auteur tombe sur une grosse adénopathie inextirpable et se contente de prélever un ganglion aux fins d'examen.

Le 20 août 1906, Cunéo pratique à son tour une intervention à peu près identique et réussit à enlever plusieurs ganglions dont un est envahi. L'opération est couronnée d'un plein succès; le malade guérit parfaitement.

Des interventions analogues se multiplient à dater de ce jour et on compte aujourd'hui plus de trente observations dont seize sont inédites.

Entre temps, Chevassu publie, dans la *Revue de chirurgie* du 10 avril 1910, une statistique personnelle dans laquelle il montre d'une façon indiscutable que la castration simple peut guérir quelques cancers du testicule. Cette intervention est de nouveau remise à l'ordre du jour et la question se pose de savoir dans quels cas on peut pratiquer la castration et dans quels cas le curage doit être préféré.

ÉTUDE ANATOMIQUE

DES PROPAGATIONS LYMPHATIQUES

ÉTUDE ANATOMIQUE

DES PROPAGATIONS LYMPHATIQUES

Les tumeurs du testicule se propagent dans la presque totalité des cas par la voie lymphatique. Il n'est pas jusqu'à ce jour un fait bien probant qui soit venu infirmer cette règle générale. « Il semble bien que dans les formes mêmes dans lesquelles la voie veineuse s'est trouvée envahie, la voie lymphatique l'était également. L'envahissement veineux n'est probablement là, comme dans la plupart des cancers, qu'une étape tardive que l'étape lymphatique a précédée de longtemps. »

La métastase cancéreuse, suivant la doctrine généralement acceptée, ne se fait pas d'emblée dans l'organisme. L'embolie néoplasique est arrêtée dans sa course par le ganglion et peut y rester longtemps, voire même plusieurs mois, avant de franchir le réticulum ganglionnaire dans lequel elle prolifère.

Si donc on applique ici, comme ailleurs, les idées directrices qui régissent le traitement chirurgical des tumeurs malignes en général, on peut admettre qu'il soit possible, en arrivant à une époque rapprochée du début, de faire l'ablation de la tumeur, de ses lymphatiques et des ganglions, d'où la nécessité pour le chirurgien d'en connaître l'exacte topographie.

Lymphatiques et ganglions normaux du testicule. — Les recherches de Most (1888), de Cunéo (1901) montrent que les lymphatiques du testicule, très mal connus chez l'homme, en ce qui concerne leur disposition originelle, se réunissent aux lymphatiques de la vaginale et de l'épididyme et forment quatre à huit troncs suivant les individus. Ils suivent le trajet inguinal, superficiellement appliqués contre les vaisseaux, gagnent la fosse iliaque et remontent dans la région lombaire. A ce niveau, abandonnant les vaisseaux spermatiques, ils se coudent pour gagner les ganglions terminaux. Les troncs venus du testicule droit aboutissent à trois ou cinq ganglions juxta-aortiques droits. Le plus inférieur de ces ganglions, situé immédiatement au-dessous de la bifurcation de la veine cave inférieure, reçoit constamment un ou deux troncs afférents (Cunéo). De plus, dans un tiers des cas, un ou deux de ces lymphatiques vont se jeter dans un des ganglions préaortiques.

Les troncs du côté gauche se terminent dans le groupe juxta-aortique gauche, formé de trois à quatre ganglions qui s'étalent le long de l'aorte jusqu'à l'origine des artères rénales. Quelques-uns d'entre eux gagnent directement les ganglions préaortiques. De plus, Leissl et Hérowitz ont pu injecter un vaisseau qu'ils considèrent comme constant et qui va se terminer dans un ganglion situé sur la terminaison de la veine iliaque externe.

Villar et Salabert ont décrit de petits ganglions interrupteurs au niveau du trajet du cordon. Cunéo en a rencontré trois sur le même trajet, dans la fosse iliaque. Tous ces ganglions, de par leur situation anatomique, sont recouverts par le péritoine pariétal et le tissu cellulo-adipeux sous-péritonéal.

Les groupes juxta-aortiques droit et gauche reposent sur la région comprise entre le pédicule rénal en haut, l'uretère en dehors, l'aorte en dedans. Mais tandis qu'à gauche les ganglions sont appliqués contre le flanc gauche de l'aorte et en rapport direct avec la gaine du psoas, à droite, ils sont séparés du muscle par la veine cave inférieure sur laquelle ils s'échelonnent de haut en bas.

Certains même tendent à s'insinuer entre l'artère et la veine ou sont à cheval sur les deux vaisseaux. Les ganglions préaortiques, au nombre de quatre à cinq, se disposent autour de la mésentérique inférieure. Celui de la veine iliaque externe est devant ce vaisseau et immédiatement au-dessous du point où cette veine est croisée par l'uretère.

En somme, les ganglions aortico-lombaires représentent, d'après l'anatomie normale, le groupe le plus important des lymphatiques du testicule. Ils occupent la région aortico-cave dans toute la zone mésentérique et dans la partie inférieure de la zone duodéno-pancréatique. Ce sont eux qui, théoriquement, forment la première barrière à l'embolie néoplasique; le second barrage est tout proche, derrière les vaisseaux, et est formé par un groupe de quatre ou cinq ganglions, reliés par des troncs très courts aux ganglions latéro-aortiques droit et gauche.

Notons enfin que, d'après certains anatomistes, on pourrait parfois, en partant du testicule, injecter des étapes ganglionnaires situées plus haut, et non rarement jusqu'au niveau du canal thoracique, de telle sorte qu'on pourrait même injecter ce canal.

Ganglions pathologiques. — D'après le relevé des opérations faites jusqu'à ce jour, on peut dire que les ganglions envahis ont en général été trouvés dans les régions indiquées par les anatomistes. Mais s'il est exact que les ganglions aortico-lombaires forment anatomiquement le groupe ganglionnaire le plus important des lymphatiques du testicule, il n'en est pas moins vrai qu'au point de vue chirurgical, on doit considérer tous les groupes comme ayant une valeur presque égale, chacun d'eux pouvant être pris à l'exclusion des autres groupes. En effet, dans neuf cas au moins, où l'extirpation a été possible, l'examen histologique a donné les résultats suivants : deux fois l'envahissement s'est fait dans les ganglions aortico-lombaires gauches, trois fois dans les ganglions aortico-lombaires droits, deux fois dans les ganglions préaortiques et deux fois enfin dans les ganglions situés au niveau de la bifurcation de l'iliaque.

D'autres ganglions ont été extirpés au cours des opérations, au niveau de la bifurcation aortique, derrière l'arcade crurale, le long des vaisseaux iliaques et en pleine gaine spermatique. L'examen histologique a permis de constater que, dans certains cas, les ganglions étaient normaux, dans d'autres, simplement hypertrophiés. Cette hypertrophie est vraiment curieuse et devient troublante lorsqu'elle siège au niveau du premier relai ganglionnaire aortico-lombaire et que les malades qui ont subi le curage systématique sont morts de récidive ganglionnaire et ne présentaient aucune ulcération au niveau de la tumeur.

S'agit-il d'un vrai stade précancéreux, pourrait-on avoir une preuve qu'ils ont déjà reçu le premier choc néoplasique dont les traces sont encore difficiles à déceler par les méthodes histologiques actuelles; ou bien doit-on admettre qu'il ne s'agit que d'une réaction banale et que les ganglions lymphatiques du testicule ne sont pas toujours pris?

Il est incontestable qu'à une époque tardive de la maladie, les ganglions sont envahis et forment devant la colonne vertébrale et parfois aussi dans la fosse iliaque des masses énormes, inextirpables, perceptibles ou non cliniquement, ayant envahi les organes voisins, et rendant toute intervention impossible.

Dans quelques cas, on signale l'absence complète de ganglions dégénérés. C'est ainsi que Chevassu écrit « qu'au cours d'une de ses opérations, il n'a pas trouvé trace du moindre ganglion ». De même, Duval enlève des ganglions hypertrophiés, à l'examen histologique desquels on ne trouve aucun envahissement.

Ce ne sont là, évidemment, que des cas isolés, mais non moins intéressants, puisque les malades ont été suivis après leur opération. Celui de Chevassu est encore vivant depuis plus de deux ans et sept mois, ce qui montre que le cancer fut enlevé avant que le germe n'eût été porté au ganglion. Le malade de Duval est mort quelques mois après de métastase ganglionnaire. Cette constatation prouve indubitablement qu'il existait des cellules épithéliales émigrées dans les ganglions qui n'ont pas été extirpés. Enfin, Gossét, Bland Sutton, Chevassu, Michon, rapportent des observations du plus haut intérêt chirurgical et qui ont trait à des malades porteurs de ganglions dégénérés qu'on a extirpés et qui sont bien portants, certains depuis plus de deux ans et demi.

Enfin il existe des cas où le cancer a été enlevé avant que le courant lymphatique n'ait entraîné les embolies néoplasiques au ganglion. Comment expliquer, en effet, la survie de ces dix-neuf castrés de la statistique de Chevassu, quelques-uns étant opérés depuis plus de neuf ans? Dans ces cas, le chirurgien est certainement intervenu avant l'envahissement ganglionnaire. Il serait donc du plus haut intérêt de pouvoir connaître le moment qui marque le début de cet envahissement. C'est là un problème peu facile à résoudre. « En fait de ganglions, nous ne pouvons rien présumer d'après l'état de la tumeur. Tantôt nous les voyons déjà adhérents et volumineux alors qu'il n'existe encore qu'une tumeur de petit volume et nous les trouvons intacts alors que la tumeur a déjà pris de grandes proportions et envahi le cordon (?). » (Marion.)

« A l'heure actuelle, nous ne savons rien de l'époque de l'envahissement des ganglions dans le cancer du testicule par rapport au début de l'affection. » « On ne peut être renseigné sur l'état des ganglions dans le cancer du testicule, ni par la palpation, ni par la notion du début de la maladie, ni par le volume du néoplasme. L'opération exploratrice seule peut fournir cette indication. » (Grégoire.)

« J'ai cherché à savoir s'il ne se rencontrait pas dans les séminomes, au moment où on les opère, quelques conditions nous permettant de reconnaître d'avance si les ganglions sont ou non envahis par le cancer. Je n'en ai découvert aucune... Nous ne pouvons donc rien prévoir de formel touchant l'envahissement ou le non-envahissement microscopique des ganglions lombaires au cours des séminomes. » (Chevassu.)

« La conclusion qui découle de notre ignorance, c'est que tout néoplasme du testicule qui ne présente aucun signe de généralisation doit être immédiatement opéré. » (Delbet.)

ÉTUDE CLINIQUE

DES PROPAGATIONS

ÉTUDE CLINIQUE
DES PROPAGATIONS

D'après la plupart des auteurs classiques, la castration ne guérit pas les cancers du testicule, puisqu'elle est suivie, d'une façon régulière, d'une récidive souvent très rapide.

Quelques-uns admettent la possibilité d'une guérison exceptionnelle, mais se demandent si, dans les cas où celle-ci a été obtenue, il s'agit vraiment d'une tumeur maligne du testicule, et mettent ainsi en doute les diagnostics clinique et histologique.

Chevassu, tout en admettant les résultats précaires de la castration, fait remarquer « qu'il en est des cancers du testicule comme d'un grand nombre d'autres cancers : la chirurgie en a guéri beaucoup plus qu'elle ne croit. »

Pour corroborer son opinion, il apporte une statistique très convaincante, dans laquelle il montre d'une façon péremptoire qu'un certain nombre de cancers du testicule ont guéri après la castration. Il y a là, dirait-on, un contraste manifeste entre son affirmation appuyée sur des faits et l'opinion très pessimiste des auteurs classiques motivée par les récidives post-opératoires.

En réalité, ces deux opinions n'offrent qu'une contradiction apparente puisque en se basant sur les lois de la pathologie générale, sur les examens cliniques et les autopsies, elles se résument à dire que la castration n'a pas toujours été pratiquée à temps et ne peut être efficace que si les ganglions tributaires du testicule ne sont pas envahis. Il est donc du plus haut intérêt pour le chirurgien de savoir quand commence la migration du cancer vers les ganglions lointains. « Opérer avant ce moment, c'est pratiquer une intervention des plus simples, des plus faciles et des moins dangereuses, c'est une simple castration. Opérer après cette époque, c'est se trouver entraîné dans une intervention longue, difficile, en pleine région dangereuse, car la castration passe au second plan. Si l'on veut être logique avec soi-même, et enlever la totalité du mal, il faut aller à la recherche des ganglions néoplasiés. » (Grégoire.) *A priori*, on peut dire que tout cancer opéré au début de son évolution commande une castration simple; que toute opération faite tardivement implique l'idée d'une castration suivie du curage systématique des ganglions aortico-lombaires et de la bifurcation iliaque.

Ce raisonnement n'est malheureusement que trop théorique, car il est absolument impossible de déterminer la genèse première des cancers du testicule; si, d'autre part, on veut s'en tenir au début clinique de la maladie, il est hors de doute qu'on n'arrive pas à avoir des notions précises. Certains malades ont été castrés et guéris après un début clinique remontant à deux, trois, quatre, six ans et davantage; d'autres sont morts après une castration pratiquée sur un cancer dont les premiers symptômes ne dataient que de quelques mois, voire même de quatre et sept semaines. (Thèse Chevassu : Obs. 118, 126; Chevassu, *Pr. Méd.*, 14 mai 1910. Obs. 1.)

Il ne peut en être autrement, si l'évolution des cancers est ici comme par ailleurs d'une extrême variabilité. Les uns progressent assez lentement; les autres, au contraire, évoluent avec une rapidité déconcertante. C'est là d'ailleurs un des faits les plus frappants lorsqu'on dépouille les nombreuses observations des castrés.

Les observations suivantes en font foi :

Observation 25. Quénu. — 36 ans. Testicule droit; début : deux ans.

Examen macroscopique : Volume d'un œuf de dinde : *Epididyme normal, cordon normal.*

Décédé deux ans et demi après la castration.

Observation 32. Hartmann. — 34 ans. Début dix mois. Volume du poing. *Cordon normal.*

Examen macroscopique : *Un peu d'hydrocèle,* tumeur homogène, *épididyme envahi.*

Revu un an et sept mois après, avec grosse tumeur sus-ombilicale gauche.

Observation 48. Durand. — 35 ans. Début : huit mois. Volume du poing. *Hydrocèle* cachant une grande partie de la tumeur. *Cordon infiltré,* bosselé par deux noyaux.

Examen macroscopique : 100 grammes de liquide. *Epididyme envahi.*

Décédé sept mois et demi après la castration.

Observation 105. Legueu. — 26 ans. Début : 4 mois. Volume dépasse celui d'un testicule normal. On ne distingue pas l'épididyme. *Noyau dans le cordon.*

Examen macroscopique : *Symphyse vaginale, épididyme envahi,* noyau dans le cordon.

Décédé moins de deux mois après la castration.

Observation 86. Diel. — 40 ans. Volumineuse tumeur adhérente à la peau. *Cordon infiltré très haut. Masse iliaque.*

Examen macroscopique : Volume d'une tête de fœtus, *symphyse vaginale.*

Décédé trois semaines après la castration.

Ces quelques observations de la thèse de Chevassu, prises un peu au hasard, nous montrent non seulement la variabilité d'évolution des cancers du testicule, envisagés dans leur ensemble, mais nous permettent d'apprécier les propagations de voisinage qu'on a pu soit déceler cliniquement, soit mettre en évidence au moment de la castration.

De plus, on remarquera que chacune de ces observations représente un des stades évolutifs des cancers dans les bourses, et qu'à mesure que le mal s'y est étendu, que d'abord cantonné au testicule, il s'est propagé à l'épididyme, a infiltré le cordon, s'est accompagné de vaginalite exsudative ou plastique, selon les cas, la date du décès a été de plus en plus précoce. L'extension d'un néoplasme entraînant un pronostic de plus en plus grave, est un fait clinique banal, d'ordre général, et par conséquent sujet à de multiples exceptions. A vrai dire, la mort des malades après la castration est due non seulement à l'extension du cancer dans les bourses, mais surtout à l'insuffisance de l'opération, et à l'existence des métastases ganglionnaires. « C'est à peu près toujours par là que meurent les malades après la simple castration. » (Grégoire.)

Comment expliquer que les survies post-opératoires soient d'une manière générale plus longues dans les tumeurs strictement localisées au testicule que dans les néoplasies accompagnées d'infiltration manifeste du cordon, et dans celles où l'infiltration du cordon s'accompagne d'un envahissement de l'épididyme? Faut-il croire, comme le veut Ehrlich, qu'il existe dans l'organisme des cancéreux une substance indéterminée, nécessaire au développement du tissu cancéreux, et que tant que la tumeur originelle existe, elle absorbe toute cette substance sans en laisser aux métastases qui en héritent lorsque la première tumeur a disparu?

Les expériences d'Ehrlich, qui ont été répétées par Marie et Clunet, semblent vouloir le démontrer. Mais d'après les faits cliniques et les diverses tentatives de curage systématique des ganglions, cette hypothèse est rarement vérifiée, car les tumeurs du testicule peuvent s'accompagner, à n'importe quel stade de leur évolution, d'un envahissement ganglionnaire d'importance très variable et dont la valeur ne peut être reconnue la plupart du temps que par la laparotomie.

Il n'en reste pas moins vrai que c'est dans les tumeurs strictement localisées au testicule, ainsi qu'en témoignent les interventions larges, qu'on a les plus grandes chances de trouver un envahissement ganglionnaire moins prononcé.

Quoiqu'il en soit de la valeur réelle des métastases, un fait est certain : c'est que, d'une part, la castration a guéri quelques cancers du testicule, et que, d'autre part, on peut rencontrer, au cours du curage, soit une métastase inextirpable, soit une métastase enlevable, limitée au territoire du premier relai ganglionnaire, soit enfin des ganglions non envahis.

Il semble donc que l'envahissement ganglionnaire n'est pas toujours constant dans les tumeurs malignes du testicule, ou tout au moins qu'il se fait à une époque très variable de la maladie.

Comment comprendre, en effet, qu'une lésion en général tardive, telle que l'infiltration manifeste du cordon, puisse coexister avec un envahissement ganglionnaire au début, tandis qu'une tumeur localisée, même de petites dimensions, coïncide dans certains cas avec un envahissement ganglionnaire manifeste, ou réciproquement?

Tous ces faits nous engagent à rechercher le rapport de fréquence qui peut exister entre l'envahissement ganglionnaire lointain et les différentes propagations du cancer dans les bourses, c'est-à-dire l'évolution du cancer dans le testicule, sa propagation à l'épididyme, au cordon, et les réactions vaginales qui en dépendent.

Nous chercherons, de plus, parmi les signes cliniques de la maladie, s'il ne peut s'en trouver qui traduisent cet envahissement ganglionnaire lointain; nous chercherons enfin à préciser l'époque à laquelle tout acte chirurgical est formellement contre-indiqué.

PROPAGATIONS DE VOISINAGE

ÉTAT DU CORDON

Lorsqu'on étudie les nombreuses observations des tumeurs malignes du testicule, on est frappé du rapport de fréquence qui existe entre l'envahissement ganglionnaire et l'infiltration du cordon.

Pour fixer les idées, nous donnons ici le résumé de toutes les observations de la thèse de Chevassu dans lesquelles le cordon était considéré comme envahi, et au sujet desquelles l'auteur nous a donné quelques renseignements complémentaires concernant les survies.

SÉMINOMES

Cordon infiltré.

Observation 19. Rollet. — Castration. Examen macroscopique : Cordon infiltré à sa base. Ablation ultérieure d'une récidive au niveau du moignon du cordon. Décédé deux ans après la castration.

OBSERVATION 39. — Cordon volumineux; épididyme n'est plus reconnaissable. Mort au bout de deux ans et neuf mois après la castration.

OBSERVATION 53. Gangolf. — Tumeur se prolongeant dans le canal inguinal. Décédé deux ans et trois mois après la castration.

OBSERVATION 54. Vanwœrts. — Cordon volumineux et dur. Son envahissement se prolonge jusque dans l'abdomen. Castration. Décédé à une date inconnue.

Cordon infiltré. Hydrocèle.

OBSERVATION 48. Durand. — Hydrocèle cachant la tumeur. Deux gros noyaux dans le cordon. Castration. Examen macroscopique : Noyau néoplasique dans la tête de l'épididyme. Décédé sept mois et demi après la castration.

OBSERVATION 50. Mauclaire. — Cordon un peu gros. A droite et au-dessus de l'ombilic, tumeur du volume du poing. Castration. Examen macroscopique : Hydrocèle légère. Epididyme envahi. Décédé trois mois et demi après la castration.

Cordon infiltré. Symphyse vaginale.

OBSERVATION 42. Tuffier. — On ne peut isoler aucun des éléments du cordon. Castration. Examen macroscopique : Symphyse vaginale. Tumeur lombaire un an et deux mois après la castration.

Observation 56. Sainton. — Cordon infiltré. Tumeur lombaire. Décédé sans intervention. Examen macroscopique : Symphyse vaginale. Cordon friable.

Observation 52. Picqué. — Cordon volumineux infiltré jusqu'à l'orifice inguinal. Castration. Examen macroscopique : On ne retrouve ni épididyme ni vaginale. Apparition rapide d'une grosse masse aortico-lombaire.

Observation 18. — L'épididyme très aplati se perd dans l'infiltration toute inférieure du cordon. Castration. Décédé deux mois après.

Observation 45. — Castration. Examen macroscopique : Symphyse vaginale. Epididyme confondu avec l'infiltration du cordon. Suivi pendant cinq mois et demi.

Observation 46. — Cordon infiltré. Epididyme en partie envahi. Hydrocèle puis symphyse. Suivi pendant deux ans et six mois.

TUMEURS MIXTES

Cordon infiltré.

Observation 83. Campenon. — Cordon induré à sa partie inférieure. Râles humides au sommet du poumon droit. Castration. Décédé un mois après. Autopsie : énorme masse prévertébrale, noyaux dans les deux poumons.

Observation 91. Polosson. — Grosse poire remontant jusque dans le canal inguinal. Décédé un an et six mois après la castration.

Observation 100. Le Dentu. — Cordon un peu gros. Castration. Décédé un an et quatre mois après avec une énorme tumeur dans la région lombaire.

Observation 106. Tillaux. — Castration. Trois mois après, récidive du volume d'un œuf au niveau du cordon. Décédé onze mois après la castration.

Observation 121. Delbet. — Cordon infiltré et dur; ganglions dans la fosse sus-claviculaire gauche. Castration. Décédé trois mois et demi après.

Cordon infiltré. Hydrocèle.

Observation 78. Martin. — Hydrocèle. Castration. Examen macroscopique : Epididyme et cordon envahis. Décédé de cachexie progressive.

Observation 109. Patel. — Légère hydrocèle. Décédé moins de trois mois après la castration.

Observation 110. Picqué. — Castration. Cordon envahi sur une longueur de 15 centimètres. Ablation onze mois plus tard d'une grosse tumeur cancéreuse sur la face antéro-externe de la jambe droite. Décédé un an et dix-huit mois après la castration.

Observation 114. Herbet. — Hydrocèle. Cordon volumineux. Castration. Très rapidement cachexie. Pleurésie. Noyaux sous-cutanés. Décédé six mois après la castration.

Observation 118. Reclus. — Castration. Examen macroscopique : Légère hydrocèle. Cordon infiltré légèrement à sa base. Décédé cinq mois et demi après la castration. Autopsie : Tumeur lombo-iliaque.

Observation 125. Legueu. — Cordon volumineux. Castration. Hydrocèle. Mort un an et huit mois après la castration avec généralisation pulmonaire.

Cordon infiltré. Symphyse vaginale.

Observation 86. Diel. — Castration. Examen macroscopique : Cordon infiltré très haut. Masse ganglionnaire dans la fosse iliaque. Symphyse vaginale incomplète. Décédé trois semaines après la castration.

Observation 105. Legueu. — Noyaux dans le cordon. Castration. Examen macroscopique : Symphyse vaginale. Noyaux dans l'épididyme et le cordon. Récidive dans le cordon. Ganglions dans la fosse iliaque. Décédé moins de deux mois après la castration.

Observation 113. Raffin. — La tumeur plonge par son sommet dans le canal inguinal. Castration. Au point où on sectionne le cordon dans la fosse iliaque, on est encore en plein néoplasme. Examen macroscopique : Symphyse vaginale. Décédé un mois et demi après la castration.

Observation 115. Lavillauroy. — Cordon infiltré; masse indurée dans la fosse iliaque. Cachexie. Décédé sans intervention. Autopsie : Symphyse, testicule et épididyme envahis. Grosse adénopathie lombo-aortique.

Observation 126. Petel. — Castration. Examen macroscopique: Symphyse vaginale. Epididyme envahi. Gros noyau dur dans le cordon. Décédé moins d'un mois après la castration.

Observation 92. Villar. — Cordon infiltré à son origine. Castration. Malade perdu de vue.

Observation 124. Huguier. — Cordon légèrement infiltré. Castration. Malade suivi pendant un an et neuf mois.

A ces observations, on pourrait ajouter encore une observation de Chifoliau, publiée par Grégoire (*Arch. gén. de Chir.*, 1908), et une observation de Roberts, qu'on trouvera à la fin de ce travail.

Que conclure de ces cas, sinon que l'infiltration du cordon implique l'idée d'un envahissement ganglionnaire. On nous objectera que, dans certains de ces faits, l'examen clinique n'a jamais révélé l'existence de masses prévertébrales ou lombo-iliaques, et que dans d'autres, il n'y a pas eu d'autopsie pour qu'on puisse admettre l'authenticité du fait. Cette objection a sa raison d'être, mais sa valeur est très relative, car il n'y a pas jusqu'à ce jour un seul fait probant qui permette de considérer comme certaine l'absence d'envahissement ganglionnaire, qui semble, au contraire, de l'avis de tous les auteurs français, exister toujours à une certaine époque de la maladie.

Nous ne pouvons pas cependant établir un rapport entre cette propagation lointaine et l'infiltration franche du cordon, sans examiner les cas récents de curage systématique des ganglions aortico-lombaires qui nous fournissent une vérification pour ainsi dire expérimentale des faits que nous avançons. Ici les cas sont moins nombreux. Nous en comptons trente-deux dont douze avec infiltration du cordon. Dans certains de ces cas, l'ouverture de l'abdomen a permis de constater les métastases; dans d'autres, l'examen histologique, l'examen clinique post-opératoire et les autopsies les ont révélées. Dans un seul cas, encore trop récent, le doute peut exister, car on a extirpé vingt-quatre ganglions très hypertrophiés dont l'envahissement cancéreux n'a pas été constaté à l'examen histologique (Cas de Descomps, inédit).

Toutes ces observations se décomposent comme il suit :

Cordon légèrement infiltré.

Observation de Maragliano : un ganglion envahi.
3e observation de Grégoire : un ganglion envahi.
2e observation de Michon : un ganglion envahi.
Observation de Morestin : ganglions à l'autopsie.

Cordon franchement infiltré.

1re observation de Chevassu : un ganglion envahi.
Observation de Fredet : adénopathie iliaque.
3e observation de Duval : ganglions à l'autopsie.
2e observation de Duval : masses inextirpables.
2e observation de Grégoire : masses inextirpables.
Observation de Barbier : masses inextirpables.

D'après cette statistique, les malades qui ont présenté une infiltration du cordon étaient tous porteurs de ganglions envahis. Deux cas, qui ne sont pas signalés dans le tableau précédent, prêtent à discussion.

Cas de Michel. — Cet auteur enlève des ganglions qui, macroscopiquement et histologiquement, présentent une structure normale. Son malade entre en convalescence, se lève, et meurt le quarantième jour de pneumonie. D'après l'observation, que nous discuterons au moment où nous parlerons des douleurs vives et persistantes, ce malade devait présenter des ganglions envahis, car les douleurs qu'il ressentait constituent pour nous un indice certain de la diffusion du cancer au delà des barrières ganglionnaires. D'ailleurs ce malade a succombé à des phénomènes pulmonaires, attribués à une pneumonie, et qui nous paraissent être plutôt l'expression d'une carcinose aiguë du poumon.

Cas de Descomps. — Dans ce cas, qui sera publié prochainement, on a extirpé 24 ganglions tous hypertrophiés, dans lesquels l'examen histologique n'a pu déceler de cellules cancéreuses. Il est vrai de dire qu'un petit nombre seulement de ces ganglions a été examiné.

Ce cas est trop récent, n'a pas fait ses preuves, et surtout, si Descomps a pu faire une large moisson de 24 ganglions manifestement hypertrophiés et échelonnés depuis l'orifice inguinal interne, jusqu'à la région lombaire haute, il n'est guère logique d'admettre qu'il n'existe aucun rapport entre ces hypertrophies ganglionnaires et la néoplasie du testicule.

Comment comprendre cette réaction dans un nombre si considérable de ganglions, sans se demander si cette hypertrophie ne répond pas à la période ganglionnaire précancéreuse de certains auteurs. Le malade de Descomps présentait, surajoutée à sa tumeur, une infiltration franche du cordon, et nous ne saurions, même en dehors de toute preuve histologique, considérer ces hypertrophies ganglionnaires autrement que comme des métastases néoplasiques.

Il semble donc, d'après l'examen de toutes ces observations, que l'infiltration du cordon, même légère, est un indice clinique à peu près sûr de l'envahissement ganglionnaire.

Pour en donner une preuve de plus, il nous suffit de montrer ici que l'on n'a jamais constaté l'infiltration du cordon chez les malades ayant subi la castration simple, et qui sont guéris depuis plus de quatre ans.

Nous empruntons ces observations à la thèse de Chevassu.

Séminomes.

Observation 1. Legueu. — Guéri depuis six à sept ans.

Observation 2. Siraud. — Guéri depuis huit à neuf ans.

Observation 6. Rollet. — Guéri depuis quatre à cinq ans.

Observation 10. Schwartz. — Guéri depuis quatre à cinq ans.

Observation 14. Tuffier. — Guéri depuis cinq à six ans.

Observation 16. Poncet. — Guéri depuis quatre à cinq ans.

Observation 22. Chevassu. — Guéri depuis six à sept ans.

Observation 26. Vallas. — Guéri depuis neuf à dix ans.

Observation 27. Gangolf. — Guéri depuis six à sept ans.

Observation 30. Humbert. — Guéri depuis quatre à cinq ans.

Observation 33. Nélaton. — Guéri depuis cinq à six ans.

Observation 37. Delore. — Guéri depuis cinq à six ans.

Observation 49. Nélaton. — Guéri depuis neuf à dix ans.

Observation 59. Raffin. — Guéri depuis cinq à six ans.

Tumeurs mixtes.

Observation 84. Chevassu. — Guéri depuis quatre à cinq ans.

Observation 89. Gangolf. — Guéri depuis six à sept ans.

Observation 104. Souligoux. — Guéri depuis quatre à cinq ans.

Dans toutes ces observations, chaque fois que l'état du

cordon a été mentionné, il est considéré comme normal. Quatre fois seulement les observations sont muettes à ce sujet (Obs. 2, 6, 26, 49). Nous pensons cependant que dans ces cas, et encore plus dans les cas plus graves de tumeur mixte, le cordon était indemne de tout envahissement, pour les raisons suivantes :

1° Parce que, d'après la lecture de ces observations, la tumeur semble bien localisée au testicule et qu'un état anormal du cordon n'a pas attiré l'attention du clinicien.

2° Parce que chaque fois que le castré a été suivi et l'état du cordon considéré comme infiltré ou envahi, la guérison ne s'est pas faite et le malade a succombé plus ou moins rapidement à une récidive.

En résumé, sur un total de 43 observations d'infiltration du cordon, nous relevons, en effet, trente-six morts, quatre suites inconnues et deux survies persistantes concernant les malades de Michon et Chevassu chez lesquels le curage systématique des ganglions de la région lombo-aortique a permis de prélever les métastases ganglionnaires. Il résulte de toute cette étude que l'infiltration franche du cordon coexiste dans la grande majorité des cas avec l'envahissement ganglionnaire lointain. C'est là une règle générale qui semble souffrir de très rares exceptions, puisqu'après de longues et minutieuses recherches, nous n'avons trouvé qu'un cas, celui de Descomps signalé plus haut, où l'infiltration était accompagnée d'une hypertrophie ganglionnaire qui n'était pas cancéreuse histologiquement, mais qu'on doit considérer néanmoins comme très suspecte.

4

ÉTAT DU TESTICULE, DE L'ÉPIDIDYME ET DE LA VAGINALE

Séminomes. — D'une manière générale, tout séminome strictement localisé au testicule s'accompagne, à un certain moment de son évolution, d'un envahissement ganglionnaire. Cet envahissement paraît très précoce dans les formes aiguës de cancer du testicule; leur marche, en effet, est si rapide que la tumeur prend les allures d'une orchite subaiguë (Lagrange, Monod et Terillon). L'envahissement ganglionnaire n'est cependant pas constant dans les cancers strictement limités au testicule. Sur 21 observations de la thèse de Chevassu qu'on peut considérer comme se rapportant à des tumeurs localisées, nous comptons 7 guérisons (obs. 1, 2, 6, 14, 26, 33, 49), 9 morts (obs. 9, 23, 25, 28, 34, 35, 36, 37, 55) et 5 suites inconnues (obs. 12, 13, 15, 20, 21). Il s'ensuit donc, si nous considérons les cinq suites inconnues comme des décès, qu'il y a eu un séminome sur trois, soit 33 0/0, qui a été opéré avant l'envahissement ganglionnaire.

L'absence de cet envahissement est corroborée par ces faits : tout d'abord parce que la plupart des castrés qui meurent, succombent à la suite d'une métastase ganglionnaire; ensuite, parce que dans plusieurs cas de séminome localisé, concernant des malades ayant subi le curage et actuellement en parfait état de santé, on a constaté soit l'absence de ganglions hypertrophiés, soit l'existence de ganglions normaux. Ces cas se décomposent ainsi qu'il suit :

Pas de ganglion : 2e observation de Chevassu; 4e observation de Duval.

Ganglions non envahis : 4e observation de Grégoire; observation de Jacob.

Ganglions envahis: Observations de Gosset, d'Howard, de

Picot, 1re observation de Duval, 1re observation de Grégoire.

En somme, sur 10 cas, deux fois les ganglions n'ont pas été visibles à l'opération parce que non hypertrophiés, deux fois ils étaient normaux, cinq fois l'envahissement ganglionnaire a été constaté. Il résulte donc de cette nouvelle statistique que les ganglions étaient indemnes dans la moitié des cas. Enfin parce que les expériences de P. Marie et Clunet tendent à prouver que l'opération exercerait une influence sur l'évolution ultérieure des métastases. En effet, les métastases macroscopiques, visibles, sont très rares chez les souris qui succombent à des cancers inoculés. Sur 340 autopsies, P. Marie et Clunet n'en ont observé qu'une seule fois; mais sur 10 autopsies des souris auxquelles ils avaient enlevé chirurgicalement les tumeurs développées à la suite de greffes, ils ont pu constater cette fois des récidives locales, et dans 4 de ces 7 cas, il y avait des métastases macroscopiques.

***

La vaginalite exsudative ou plastique accompagnant les séminomes localisés au testicule est assez rare. L'état de la vaginale est, comme l'a fait remarquer Boursier, avant tout, fonction de l'état de l'épididyme. Lorsqu'elle accompagne une tumeur localisée au testicule, il ne semble pas que le pronostic des cancers soit plus grave après la castration. Dans quelques cas, d'après certains auteurs, elle pourrait même précéder la tumeur et ne serait qu'une vaginalite banale. Dans d'autres, elle serait fonction d'une tumeur sous-jacente. Quoi qu'il en soit, sur 12 observations de vaginalite dans la thèse de Chevassu, nous trouvons : 6 observations de tumeurs localisées avec vaginalite exsudative, dont trois guérisons (obs. 16, 22, 37), deux morts (obs. 8, 24) et une survie inconnue (obs. 38.

Six autres observations de tumeurs localisées avec vaginalite plastique, dont deux guérisons (obs. 10, 59), une mort (obs. 44) et trois survies inconnues (obs. 29, 41, 43).

En additionnant tous les cas de séminomes localisés, accompagnés ou non de vaginalite plastique ou exsudative, nous trouvons 41 cas dont 16 avec des ganglions non envahis. D'après ces statistiques, il existerait 35 0/0 des cas où les ganglions peuvent être considérés comme indemnes. Le pourcentage global de ces deux statistiques ne peut être admis qu'avec une certaine réserve, car les malades qui ont subi le curage systématique n'ont pas encore atteint de survie assez longue, pour pouvoir être considérés comme guéris définitivement.

***

L'épididyme, comme l'a dit Chevassu, est pendant longtemps respecté dans toutes les tumeurs du testicule. Son envahissement est en effet principalement consigné dans les cas où l'infiltration du cordon a été mentionnée. Nous ne connaissons qu'un cas de séminome avec épididyme envahi microscopiquement sans vaginalite (obs. 30, guérison), deux cas de séminome avec épididyme envahi et hydrocèle, dont l'un est guéri depuis plus de quatre ans (obs. 27). L'autre a été revu un an et sept mois après la castration et a été trouvé porteur d'une grosse adénopathie paraombilicale gauche avec douleurs lombaires (obs. 32).

Lorsque la vaginalite exsudative ou plastique coexiste avec l'envahissement de l'épididyme et du cordon, les résultats de la castration sont vraiment précaires. La maladie semble, en effet, avoir souvent atteint sa période ultime, car c'est surtout dans ces cas que se rencontrent les survies les plus courtes (7 mois et 3 mois 1/2). Sur 8 observations, nous constatons 4 décès (obs. 48, 50, 52, 56), 4 suites inconnues (obs. 18, 39, 45, 46). L'envahissement ganglionnaire semble, dans des cas pareils, extrêmement fréquent. Il est commandé d'une part par l'infiltration manifeste du cordon qui reprend ici toute l'importance que nous lui avons accordée; de plus, l'envahissement de l'épididyme paraît ici aggraver le pronostic opératoire puisque, d'après les observations de castrés, lorsque la tumeur s'accompagne seulement d'infiltration, les survies sont en général plus longues (obs. 19, 53, 54, 58. Décès: 2 ans, 2 ans et 3 mois, date inconnue, 10 mois).

Tumeurs mixtes. — Plus encore que les séminomes, l'envahissement ganglionnaire coexiste avec les tumeurs mixtes, à n'importe quel stade de leur évolution dans les bourses. Les résultats de la castration sont ici vraiment précaires, les récidives et la généralisation parfois extrêmement rapides. Malgré cette énorme gravité des tumeurs mixtes, il ne faut pas croire que l'envahissement ganglionnaire est ici toujours constant au moment où l'on opère le malade.

En effet, sur 17 cas de tumeur mixte localisée au testicule, rapportés dans la thèse de Chevassu, nous trouvons : 3 guérisons (obs. 84, 99, 104) dont une seule présentait quelques adhérences vaginales (ponction exploratrice); une autre, une légère hydrocèle; 9 décès (obs. 82, 88, 90, 95, 112, 116, 120, 122, 123); 5 suites inconnues (obs. 75, 94, 88, 111, 117). Ces derniers cas peuvent sans doute être considérés comme des décès, car, d'après les statistiques ultérieures de Chevassu (*Rev. de Chir.*, 1910), la mortalité atteint la proportion de 47 décès contre 3 guérisons.

L'absence d'envahissement ganglionnaire que nous supposons dans les trois cas de guérison dont nous venons de parler, s'appuie sur des faits déjà énoncés au sujet des séminomes guéris et notamment sur les résultats d'interventions larges. En effet, sur 4 cas de tumeur mixte, on a trouvé, au cours du curage, deux fois les ganglions normaux (Delbet, 1re obs. de Michon), et deux fois les ganglions envahis (Bland-Sutton, Cunéo).

Il semble donc que, sur 17 cas de castrés, cinq fois les ganglions étaient indemnes, c'est-à-dire dans une proportion de 23 0/0.

*
* *

La simple présence d'une vaginalite accompagnant la tumeur paraît être d'une grande gravité. Nous ne connaissons qu'un cas de guérison ayant présenté quelques adhérences vaginales avec épididyme sain. Et lorsque ce dernier est envahi, la gravité est encore plus marquée. Dans tous ces cas, ainsi que dans ceux où la tumeur coexiste seulement avec l'infiltration manifeste du cordon, ou dans les cas où cette propagation s'accompagne d'une réaction vaginale et d'un envahissement épididymaire, on ne saurait, sans les plus grandes réserves, supposer que les ganglions ne sont pas envahis. Sur 30 cas de malades castrés, porteurs de ces propagations, 25 au moins sont décédés. Ces cas peuvent être dissociés comme il suit :

Tumeur et vaginalite exsudative ou plastique : 8 cas. 6 décès (obs. 80, 81, 87, 108, 119, 127), 2 perdus de vue (obs. 79, 111).

Tumeur avec vaginalite et épididyme envahi : 3 décès (obs. 73, 85, 93), un perdu de vue (obs. 97).

Tumeur et infiltration du cordon avec ou sans vaginalite : 18 cas dont 16 décès (obs. 78, 83, 86, 91, 92, 100, 105, 106, 109, 110, 113, 114, 115, 118, 121, 125, 126), 2 perdus de vue (obs. 92, 124).

⁂

D'après cette étude des propagations néoplasiques dans les bourses, basée sur un grand nombre d'observations, on peut établir schématiquement le rapport de fréquence qui peut exister entre les propagations de voisinage et l'envahissement ganglionnaire lointain.

Séminomes.

1° Séminomes strictement localisés au testicule, accompagnés ou non de vaginalite exsudativeou plastique: l'envahissement ganglionnaire est assez fréquent.

2° Séminomes propagés à l'épididyme, accompagnés ou non de vaginalite surtout plastique: l'envahissement ganglionnaire est assez fréquent.

3° Séminomes avec infiltration molle du cordon: l'envahissement ganglionnaire est très fréquent.

4° Séminomes avec infiltration dure du cordon: l'envahissement ganglionnaire est constant.

5° Séminomes avec infiltration du cordon, propagation à l'épididyme et vaginalite: l'envahissement ganglionnaire est constant.

Tumeurs mixtes.

1° Tumeurs mixtes strictement localisées au testicule: l'envahissement ganglionnaire est très fréquent.

2° Dans tous les autres cas, lorsque la propagation dépasse les limites du testicule, l'envahissement ganglionnaire est constant.

SIGNES CLINIQUES

Signes physiques. — Les signes physiques des néoplasies testiculaires n'ont en général qu'une importance très relative.

Les caractères de la tumeur, son volume, sa forme, sa surface, sa consistance, sa sensibilité, son poids n'ont rien de caractéristique et ne nous permettent pas, par conséquent, d'entrevoir la possibilité d'une propagation ganglionnaire lointaine. Le début clinique du mal est une notion très imprécise. Le seul fait à signaler et qu'on retrouve dans l'ensemble des cas, est que les malades atteints de tumeur mixte viennent en général consulter plus tôt. Mais, comme dans beaucoup d'observations, le début clinique remonte à la même époque dans les deux grandes variétés de cancer du testicule; que, d'autre part, les tumeurs mixtes sont plus graves et d'évolution plus rapide que les séminomes; qu'enfin, malgré une intervention précoce, elles ont un pourcentage de mortalité beaucoup plus considérable que les séminomes, on peut en tirer la conclusion suivante : dans les tumeurs mixtes, l'envahissement ganglionnaire est très précoce.

Les battements de l'artère spermatique sont peut-être quelquefois sous la dépendance de l'hypertrophie des ganglions iliaques ou lombaires, lorsqu'ils sont vraiment nets et accusés (cas de Descomps inédit; cas de Fredet). Mais ils n'ont pas cependant la valeur que cette hypothèse pourrait leur accorder parce qu'ils existent dans presque tous les cas, mais rarement avec cette extrême netteté dont nous a fait part verbalement notre maître et ami Descomps.

L'infiltration franche du cordon est, comme nous l'avons déjà dit, d'une importance considérable en tant que propagation du cancer. Comme signe physique d'une tumeur testiculaire, sa valeur est parfois discutable, puisqu'elle peut se rencontrer dans la syphilis et même dans l'hématocèle.

Faut-il, étant donné le peu de précision des signes physiques des cancers du testicule, admettre toujours l'impossibilité de juger de l'état des ganglions éloignés? Nous ne le croyons pas.

Nous avons vu, dans le chapitre précédent, par l'étude d'un grand nombre d'observations, le rapport qui existe entre les propagations néoplasiques et l'envahissement ganglionnaire; nous avons vu jusqu'à quel point certains signes physiques au niveau des bourses peuvent nous faire suspecter l'existence de la propagation ganglionnaire. Nous ne reviendrons pas sur ces déductions qui peuvent être ramenées à une proposition très simple :

Tumeur localisée sans envahissement du cordon : inconstance de l'envahissement ganglionnaire.

Tumeur propagée avec infiltration du cordon : envahissement ganglionnaire constant.

Mais il est évident que ce diagnostic est subordonné au diagnostic préalable et difficile de l'existence d'un néoplasme testiculaire et de la nature de celui-ci : séminome ou tumeur mixte.

Signes fonctionnels. — Si les signes locaux du cancer du testicule n'ont qu'une importance relative, il n'en est pas de même de la douleur. Celle-ci a des caractères très variables, elle n'est pas constante et peut être provoquée ou spontanée.

La douleur provoquée siège parfois au niveau du testicule, quelquefois à la région lombaire, et spontanée, elle a ces mêmes sièges de prédilection, mais souvent se propage sur le trajet des nerfs.

La douleur spontanée est la seule intéressante à considérer. Elle revêt deux types bien distincts : tantôt elle est vague, sourde, intermittente et comparable, au dire des malades, à une pesanteur, à un tiraillement; tantôt, au contraire, elle est vive, persistante et revêt dans certains cas un véritable caractère névralgique. Les douleurs vagues, sourdes, intermittentes n'ont pas de valeur définie et existent même chez des sujets guéris. M. Chevassu nous donne très aimablement à ce propos les renseignements suivants :

Sur 19 castrés, on ne trouve de douleurs que dans trois cas.

Observation 6. Rollet. — Depuis un an, le malade ressentait, surtout à l'occasion d'une fatigue, des élancements irradiés vers la région du scrotum et l'hypogastre, parfois même remontant jusqu'à la région lombaire.

Observation 84. Chevassu. — Le malade ressent seulement des tiraillements sur le trajet du cordon.

Observation 104. Souligoux. — Il existe des douleurs lombaires.

Chez les 16 autres malades, aucune douleur n'est signalée.

A côté de ces douleurs, il faut étudier les douleurs vives et persistantes propagées sur le trajet des nerfs et qui succèdent parfois aux précédentes. Ces douleurs, à caractères bien spéciaux, sont, croyons-nous, du plus haut intérêt chirurgical et doivent être bien connues. Elles ont été parfois le motif d'une opération. Pour établir leur valeur réelle, nous allons passer en revue les observations dans lesquelles elles ont été consignées.

Le malade de Morestin demande à être opéré non pas parce qu'il présente une tuméfaction testiculaire datant de six mois, mais parce qu'il souffre de douleurs vives, presque continues et plus accentuées la nuit que le jour. A l'opération, Morestin trouve des ganglions iliaques externes non envahis. Ce malade meurt quelques mois plus tard avec une énorme récidive ayant englobé la veine cave et envahi l'extrémité inférieure du rein.

Un malade de Duval présente aussi des douleurs spontanées irradiant dans les régions lombaires et crurales. Au cours de l'opération, on prélève trois ganglions non envahis à l'examen histologique (Jolly) : un ganglion préaortique, un situé au niveau de la bifurcation aortique, un dernier juxta-aortique au niveau du pédicule rénal. Son malade a été revu sept mois plus tard par Mathieu dans un état très précaire, avec les mêmes douleurs névralgiques insupportables, une grosse adénopathie lombaire et de l'ascite.

Un autre malade de Duval et le malade de Barbier ont également des douleurs spontanées très vives siégeant au niveau du cordon, de la région iliaque et de la région lombaire. Tous deux présentaient de grosses masses inextirpables.

L'opéré de Fredet revient à l'hôpital, après l'ablation d'une grosse métastase iliaque, avec une récidive lombo-iliaque et des douleurs lombaires.

Le malade de Michel entre à l'hôpital avec des douleurs tellement violentes qu'on n'hésite pas à intervenir. Au cours de l'opération, Michel enlève trois ganglions normaux situés au niveau de la gaine spermatique. Son malade guérit, mais un mois et demi après l'opération, il meurt de pneumonie. L'autopsie n'a pu être pratiquée.

Tel est, dans ses traits les plus essentiels, le résumé des observations concernant six malades chez lesquels on a tenté le curage des ganglions. Tous ces malades se sont plaints des mêmes douleurs. Les uns présentaient des métastases à l'opération, d'autres avaient des masses beaucoup moins appréciables. Chez certains, celles-ci n'ont été reconnues que par la suite. Tous sont morts, cinq certainement de leur cancer, un d'une pneumonie douteuse.

A quoi peut-on attribuer ces douleurs à caractères bien spéciaux? Chez le malade de Duval et celui de Barbier, la diffusion du cancer au delà des premières barrières ganglionnaires est incontestable, puisqu'il existait des masses énormes inextirpables. Chez celui de Fredet, il en est de même, car les douleurs sont apparues avec une récidive. Chez celui de Morestin, il est permis d'incriminer l'envahissement du canal thoracique, par conséquent du deuxième relai ganglionnaire rétro-aortique. Ce malade est, en effet, revenu deux mois et demi après l'opération avec une assez grosse adénopathie susclaviculaire et est mort au bout de quelques mois d'une récidive lombaire. Chez le troisième opéré de Duval et chez celui de Michel, l'interprétation des douleurs est plus délicate.

Cas de Duval. – Duval n'a enlevé à l'opération que trois ganglions aortico-lombaires non envahis; son malade est néanmoins mort de récidive. Admettre que dans ce cas la tumeur seule est la cause des douleurs vives persistantes paraît peu vraisemblable. Admettre que Duval a méconnu une adénopathie est impossible, puisqu'il a fait une large laparotomie latérale, a décollé le péritoine pariétal jusqu'à la ligne médiane, depuis les vaisseaux rénaux en haut jusqu'à la fosse iliaque en bas et exploré, par conséquent, avec grand soin, le champ opératoire. Il est donc admissible de penser que de petits ganglions pré ou juxta-aortiques sont passés inaperçus et que surtout le deuxième relai rétro-aortique était déjà envahi et peut-être dépassé. Quant à savoir si les ganglions primitivement envahis occupaient le flanc opposé de l'aorte, par exemple, ou la région sus-artère rénale, c'est un point sur lequel nous ne pouvons nous prononcer qu'à l'aide de documents bien précis. Cependant, il existe quelques cas assez troublants, difficiles à concilier avec les données anatomiques actuelles et dans lesquels l'envahissement ganglionnaire existait des deux côtés de l'aorte (Obs. de Picot), ou bien du côté opposé (obs. d'Howard). Quoi qu'il en soit, l'observation de Duval est, au même titre que les précédentes, digne d'être signalée.

Cas de Michel. — L'interprétation des douleurs dont s'est plaint ce malade est extrêmement délicate, étant donné le non-envahissement des ganglions enlevés à l'opération, la courte survie du malade et le manque d'autopsie. Cependant, lorsqu'on étudie très attentivement l'observation de Michel, qui a déjà été l'objet d'un rapport fait à la Société de Chirurgie par notre maître, le docteur Marion, il semble qu'on puisse entrevoir la raison d'être de ces douleurs et les rattacher à la diffusion du mal au delà des premières barrières ganglionnaires. En effet, nous trouvons ici tous les éléments nécessaires pour entrevoir cliniquement la possibilité d'un envahissement ganglionnaire lointain, la diffusion du mal au delà du barrage ganglionnaire, voire même la généralisation du cancer au poumon.

Celle-ci n'est pas évidemment la raison d'être des douleurs vives persistantes, mais si elle existait, comme nous le pensons, elle indiquerait que le cancer avait déjà dépassé l'étape ganglionnaire, puisqu'on ne connaît pas un seul fait probant de séminome ayant envahi la voie veineuse sans avoir envahi la voie lymphatique.

« L'envahissement veineux n'est probablement là, comme dans la plupart des cancers, qu'une étape tardive, que l'étape lymphatique a précédée de longtemps. » (Chevassu.) Nous pourrions donc tout simplement chercher à dépister cette généralisation et conclure, avec les mêmes probabilités, à une diffusion du mal au delà des premières barrières ganglionnaires. Dès lors, comme dans les observations précitées, nous pourrions dire que le malade de Michel a beaucoup souffert parce que les ganglions néoplasiques avaient envahi les parties voisines. Mais, en agissant ainsi, nous ne donnons qu'un seul argument permettant d'admettre la diffusion du mal. Bien qu'il soit très important et peut-être même suffisant, il nous paraît nécessaire de montrer que, dans l'observation de Michel, nous trouvons d'autres arguments qui pourraient nous permettre à eux seuls de supposer l'envahissement ganglionnaire et même la diffusion. Ces différents arguments, au lieu de s'exclure, s'harmonisent, car là où il y a envahissement des ganglions, l'envahissement des parties voisines est possible, et dès lors la généralisation imminente. Nous allons donc chercher à déceler les différentes étapes ultimes d'un cancer du testicule chez le malade de Michel, c'est-à-dire l'envahissement ganglionnaire, la diffusion du mal aux parties voisines et la généralisation.

Envahissement ganglionnaire. — Tout d'abord, rappelons que l'observation de ce malade a de nombreux points de ressemblance avec d'autres observations et notamment avec celles de Morestin et de Duval. Dans ces trois cas, nous trouvons les mêmes douleurs avec une acuité à peu près semblable; dans les trois cas, les ganglions enlevés n'étaient pas envahis.

Dans le cas de Duval, les ganglions siégeaient au niveau de la région aortico-lombaire; dans celui de Morestin, ils étaient situés le long de l'iliaque externe; dans celui de Michel, ils étaient inclus, dirait-on, dans la gaine spermatique. Or, le premier relai aortico-lombaire peut, comme nous l'avons déjà vu, passer inaperçu à l'opération; le deuxième n'est pas accessible au chirurgien et ne peut pas, par conséquent, être extirpé. Chez les deux premiers malades, les métastases ganglionnaires ont été constatées par la suite; chez le troisième, celui de Michel, une courte survie empêche les ganglions aortico-lombaires et de la bifurcation iliaque de faire la preuve clinique de leur non-envahissement et le manque d'autopsie de contrôler les recherches opératoires. Le véritable état des ganglions tributaires du testicule chez le malade de Michel est donc aussi douteux que celui des ganglions envahis passés inaperçus dans les cas de Morestin et de Duval. Cliniquement, nous croyons pouvoir dire que,dans le cas de Duval, l'envahissement ganglionnaire était démontré par une infiltration dure du cordon; dans celui de Morestin, le cordon étant un peu volumineux, cet envahissement était très probable; dans celui de Michel, l'infiltration du cordon étant légère, l'envahissement n'était peut-être pas certain. Il nous semble cependant qu'on doive à l'infiltration du cordon, dans ce dernier cas, donner toute sa valeur :

1° Parce que nous ne connaissons pas un seul cas de castré ayant présenté une infiltration du cordon et qui ne soit pas mort;

2° Et surtout parce que l'infiltration coexiste ici avec une vaginalite plastique qu'accompagne un épididyme envahi.

La coexistence de ces différentes propagations chez le même individu est en effet d'une telle gravité que, d'après les observations des castrés, tous les malades atteints de ces propagations sont morts et assez souvent très rapidement. Il est donc difficile d'admettre sans les plus expresses réserves, que, chez le malade de Michel, les ganglions n'étaient pas envahis.

La possibilité de cet envahissement est d'autant plus probable que ce malade présentait des douleurs vives, persistantes, irradiées, lesquelles semblent bien indiquer que le mal a franchi le réticulum des ganglions et envahi les parties voisines.

Diffusion du mal. — Le malade de Michel se serait plaint, un mois et demi après une contusion du scrotum qui remontait à treize mois, « de douleurs d'abord légères, puis violentes et continues. Ces douleurs siégeaient au niveau du scrotum avec des irradiations tout le long du cordon, si bien que le malade était arrivé à marcher courbé en deux, soutenant d'une main son scrotum qui, à chaque mouvement, était le siège d'élancements très douloureux. Depuis deux mois, les douleurs étaient devenues si violentes que le malade était obligé de rester couché, car, dans cette position, les douleurs diminuaient d'intensité. L'âge du malade, l'évolution et les caractères de la tumeur, tout confirme le diagnostic de cancer du testicule. Le seul symptôme anormal était cette douleur intense, continue, dont souffrait le malade. C'est même en raison de ces douleurs, et malgré l'état assez précaire du malade, qu'on décide l'intervention. »

Si nous procédons par analogie, il est bien difficile de ne pas admettre que ces douleurs sont dues à l'envahissement du mal au delà des limites des ganglions.

En effet, chez tous les malades qui ont subi le curage systématique des ganglions et qui présentaient ces douleurs, il nous a été possible de dépister cette diffusion. De plus, lorsqu'on dépouille les observations de castrés, on remarque que les douleurs persistantes n'ont été signalées que dans quelques cas d'adénopathies aortico-lombaires perceptibles cliniquement ou reconnues à l'autopsie. La diffusion du mal est donc incontestable dans ces cas, car les masses sont inextirpables.

En outre, le malade de Michel, lorsqu'il était debout, prenait une position toute particulière qui traduit, selon nous, l'existence d'une adénopathie, ayant envahi les organes voisins. Il était courbé en deux, soutenant son scrotum qui, à chaque mouvement, était le siège d'élancements très douloureux. Instinctivement, il immobilisait son testicule et exagérait peut-être cette position, mais il n'est pas douteux que c'est là aussi une manière d'être de certains castrés chez qui l'envahissement ganglionnaire et la diffusion du mal sont indiscutables. En effet, le malade de Barbier est parti de l'hôpital avec une adénopathie lombo-iliaque et des douleurs très vives; il y revient plus tard, souffrant beaucoup et courbé en deux. De plus, nous avons eu l'occasion d'examiner le malade de Morestin quelques jours avant que Lardennois fasse une nouvelle tentative de curage. Ce malade, lorsque nous l'examinâmes, reposait dans le décubitus latéral gauche, les membres inférieurs à demi fléchis et le tronc quelque peu incliné en avant; dans l'ensemble, il avait une position comparable à celle qui a été décrite sous le nom de « chien de fusil ». Avec beaucoup de ménagements, nous lui avons fait quitter son lit, et avons constaté qu'il se tenait toujours courbé en deux. Nous l'avons prié de corriger cette attitude et de marcher. Ce ne fut pas sans les plus grandes difficultés et les plus vives exacerbations douloureuses qu'il est parvenu à redresser incomplètement la colonne vertébrale et à faire quelques pas. A l'opération, Lardennois tombe sur une métastase inextirpable. Quelque temps après, l'autopsie montre que la masse néoplasique englobe la veine cave et que l'extrémité inférieure du rein est envahie par le cancer. En somme, tout porte à croire que, chez le malade de Michel, le mal avait déjà émigré dans les ganglions et les avait même dépassés. Cette diffusion est d'autant plus plausible que ce malade semble bien avoir été opéré en pleine généralisation.

Généralisation. — Le malade de Michel a présenté pendant les derniers mois de sa maladie des phénomènes pulmonaires continuels et très suspects.

Tout d'abord, ce fut, trois mois avant son entrée à l'hôpital, une pleurésie gauche qui a évolué insidieusement sans grande réaction fébrile et qui a été suivie d'un grand amaigrissement. Ensuite, ce sont des signes d'induration du poumon gauche, et des râles de congestion à la base du même côté que l'on constate à son arrivée à l'hôpital; dix-sept jours après l'opération, ces phénomènes de congestion de la base gauche « qui n'avaient jamais disparu » subissent une recrudescence; enfin, dans les derniers jours du mois d'août, c'est-à-dire un mois environ après l'opération », le malade s'était levé et entrait en convalescence quand, le trente-septième jour, il fut pris d'une pneumonie gauche avec crachats hémoptoïques; le cœur ne put réagir, le décès survint le septième jour malgré tout ce que l'on put faire ». Toutes ces manifestations morbides qui se sont succédé dans l'espace de quatre mois environ, nous semblent bien particulières chez un cancéreux. Comment, en effet, ne pas suspecter la nature cancéreuse d'une pleurésie d'évolution insidieuse, et suivie d'un grand amaigrissement, quand on connaît la fréquence de la généralisation pulmonaire chez les malades atteints de cancer du testicule. Comment ne pas croire que les symptômes dits d'induration pulmonaire n'étaient pas la manifestation clinique d'une métastase quand l'on sait que des faits identiques ont été mis sur le compte de la tuberculose, et que l'autopsie a révélé l'existence d'un cancer pulmonaire.

Comment expliquer encore que le malade de Michel ait été en « état de shock assez prononcé et ait manqué totalement de ressort après l'opération », sans supposer que ses manifestations respiratoires antérieures n'étaient pas indépendantes de l'affection testiculaire. A plus forte raison enfin, comment ne pas admettre la possibilité d'une métastase pulmonaire,quand on assiste à la recrudescence inattendue post-opératoire des phénomènes respiratoires, et surtout à l'apparition d'une pneumonie avec crachats hémoptoïques. Tout en faisant les réserves que comporte un diagnostic rétrospectif, nous pensons que le malade de Michel est mort d'un cancer pleuropulmonaire, dont la première manifestation clinique a été une pleurésie insidieuse et la dernière, une pneumonie avec crachats hémoptoïques. Le malade de Michel a donc été opéré en pleine généralisation pulmonaire, et cette opération n'a eu pour résultat que de donner un coup de fouet à l'évolution de son cancer pulmonaire.

Comme on le voit, l'observation de Michel est très intéressante, et se prête à bien des commentaires. De l'examen des faits, il ressort de nombreux arguments dont les uns plaident en faveur d'un envahissement ganglionnaire; les autres nous font croire à l'existence d'une généralisation; entre ces deux étapes se place la diffusion du mal au delà des frontières ganglionnaires lombo-aortiques; pour celle-ci, il existe aussi des arguments qui permettent de la présumer. Il est donc légitime de supposer que, dans ce cas comme dans d'autres, les ganglions envahis sont passés inaperçus au cours de l'opération; sans doute ceux-ci devaient occuper un siège anormal, rétro-aortique ou sus-rénal.

Les douleurs vives, persistantes et irradiées sont donc d'une importance considérable, puisque, d'après les nombreuses observations que nous avons consultées, les malades qui en étaient atteints et qui ont été suivis, sont tous morts : les uns ont présenté des signes de généralisation, d'autres une adénopathie lombaire inextirpable. Parfois ces douleurs ont coexisté avec l'infiltration manifeste du cordon : le rapprochement de ces deux symptômes n'est pas sans intérêt, car loin de se contredire, ils se complètent. En effet, l'infiltration n'est pas un signe pathognomonique de la maladie, mais, lorsqu'elle coexiste avec les douleurs persistantes et avec une tumeur du testicule, l'infiltration doit être considérée comme étant de nature cancéreuse, parce que ces douleurs, qu'il existe ou non infiltration du cordon, doivent nous faire admettre l'existence d'un cancer testiculaire et non pas celle d'une syphilis ou d'une hématocèle. De plus, tandis que l'infiltration manifeste du cordon implique l'idée d'un envahissement ganglionnaire à peu près constant, les douleurs spontanées, vives, persistantes, irradiées, indiquent que le mal a dépassé les limites des ganglions et contre-indiquent de façon absolue tout acte opératoire.

SYMPTOMES PROPRES AUX ADÉNOPATHIES

Les adénopathies, dans le cancer du testicule, peuvent se manifester cliniquement par des signes physiques et des signes fonctionnels.

La plupart du temps, elles ont été décelées au cours des autopsies ou au cours des interventions larges.

En vérité, pour que les ganglions néoplasiques soient accessibles aux divers procédés d'exploration, il faut qu'ils aient pris un gros développement ou que le sujet soit considérablement amaigri. De par leur siège, ils forment de grosses masses bosselées, dures ou rénitentes, situées, dans la majorité des cas, au niveau des régions paraombilicales. Dans certains cas, ces adénopathies siègent dans la fosse iliaque. D'une manière générale, lorsqu'elles sont perceptibles pour le clinicien, elles sont, comme nous le verrons, inopérables pour le chirurgien. Ces adénopathies peuvent donner des symptômes de compression du côté de l'intestin, de la veine cave, de l'uretère et des vaisseaux rénaux. Ordinairement, les troubles qui en résultent apparaissent à la période terminale de la maladie, marchent de pair avec la cachexie commençante et n'ont, de ce fait, aucun intérêt chirurgical. Dans d'autres cas, les malades présentent des symptômes douloureux dont nous avons déjà parlé et dont nous connaissons la valeur et la signification.

Chevassu pose en règle absolue que toute intervention est contre-indiquée dès qu'il existe une adénopathie cliniquement appréciable au niveau de la région aortico-lombaire. Par contre, cet auteur pense « qu'une intervention est parfaitement possible lorsqu'il existe une tumeur iliaque ». De même, Delbet croit que « la présence d'une tuméfaction iliaque ne commande pas l'abstention d'une manière formelle ». Nous pensons, au contraire, d'après l'étude des cas publiés, d'après les données cliniques et anatomiques, que toute métastase franchement iliaque contre-indique toute opération.

En effet, Kocher pratique une intervention laborieuse chez un malade porteur « d'une masse hypogastrique qui n'était certainement pas placée dans les ganglions juxta-aortiques. Ce malade guérit opératoirement pour mourir ultérieurement de récidive ».

De même, Fredet opère un malade chez lequel le cordon est volumineux, infiltré, et qui présente dans la fosse iliaque, sur le trajet des vaisseaux spermatiques, un peu au-dessus de l'épine iliaque antéro-supérieure, une masse dure et mobile. Au cours de l'opération, on constate que cette masse adhère au péritoine et qu'il existe un ganglion pré-aortique, inextirpable. Son malade fut revu quelques mois après avec une récidive lombaire et iliaque.

Barbier tente une intervention chez un autre malade porteur d'une masse mobile dans la fosse iliaque et d'une infiltration du cordon, coexistant avec des douleurs vives, persistantes et irradiées sur le trajet des nerfs. A l'ouverture du ventre, on se trouve en présence d'une métastase iliaque et abdominale inextirpable.

D'après ces exemples, peu nombreux il est vrai, les métastases iliaques franchement perceptibles sont d'une extirpation parfois impossible, souvent difficile, exposant le malade à de grands délabrements, la plupart du temps plus inefficaces qu'utiles.

De plus, s'il est exact que « le réticulum des ganglions est un piège à cellules cancéreuses » (Delbet), il ne faut pas oublier que le ganglion de Zeissl et Horowitz (métastase iliaque) est très profondément situé et que, pour être appréciable cliniquement, il faut qu'il ait pris de grosses proportions et refoulé les organes voisins, surtout le péritoine auquel il adhère fatalement. En outre, s'il constitue pendant un temps indéterminé une barrière à la diffusion du mal, il n'empêche pas d'autres embolies néoplasiques de se produire, puisque les ganglions aortico-lombaires sont, d'après les anatomistes, sous la dépendance directe d'autres lymphatiques. L'observation de Fredet semble confirmer cette assertion.

Il en résulte donc qu'on se trouvera souvent en présence de métastases iliaques et lombaires, entraînant des opérations très minutieuses, extrêmement difficiles, d'un résultat très problématique et que les malades supporteront péniblement. Il est vrai que Doyen a fait l'extirpation d'une récidive inguino-iliaque du volume d'une tête d'adulte et que son malade est guéri depuis plus de neuf ans. Ce malade est castré par Nélaton le 12 juin 1900. La plaie se cicatrise mal. Le 15 juillet, excision d'un foyer de récidive. Le 12 janvier 1901, Doyen fait l'ablation d'une récidive énorme qui occupe les bourses, le pli de l'aine, envahit le canal inguinal et se fixe dans la profondeur. L'examen microscopique montre que le séminome s'est, en partie du moins, développé dans les ganglions. Quelques mois plus tard, le 12 février 1901, ablation d'un noyau de récidive dans la cicatrice et d'un ganglion non néoplasique.

D'après la succession des faits, on dirait que la première récidive peut être attribuée à une ponction exploratrice pratiquée dans les bourses; ensuite, que l'extirpation de cette récidive n'a pas été suffisante, et que, dans la troisième intervention, il s'agissait d'un envahissement des ganglions cruraux tributaires de la peau du scrotum et peut-être rétro-cruraux.

En effet, d'après l'observation, il semble bien que la tumeur s'est développée vers l'extérieur et qu'elle siégeait surtout au niveau de la région crurale, ce qui n'est pas d'accord avec le développement habituel des masses franchement iliaques qui, elles, se développent dans la profondeur.

Nous dirons donc, avec Chevassu, que toute tumeur néoplasique cliniquement appréciable au niveau de ganglions aortico-lombaires est une contre-indication opératoire et nous ajouterons que toute métastase iliaque nettement perceptible à la palpation commande l'abstention.

CONCLUSIONS

En résumé, d'après tout ce qui précède et si nous nous plaçons à un point de vue purement clinique et chirurgical, il est permis de conclure :

1° Il existe un rapport de fréquence entre les différents stades du cancer dans les bourses et l'envahissement ganglionnaire lointain. La valeur macroscopique de cet envahissement est très variable, et sous l'influence d'une cause indéterminée.

D'après certains faits expérimentaux et quelques faits cliniques, il semble que l'ablation de la tumeur influe sur le développement ultérieur des métastases.

Cette influence n'est cependant pas constante sur les métastases coexistant avec un cancer du testicule.

Les coups de fouet que certains cancers semblent avoir reçus après l'opération existent surtout, d'après l'étude attentive des observations, dans les cas de généralisation cancéreuse non diagnostiquée, dans les cas de cancer à marche rapide et dans ceux où la maladie a atteint sa période terminale.

2° L'époque de l'envahissement ganglionnaire dans les tumeurs malignes du testicule est très variable, suivant la nature histologique des cancers. Cette époque peut être rapportée cliniquement aux différents stades de la maladie dans les bourses :

a) L'envahissement ganglionnaire coïncide assez fréquemment avec les séminomes strictement localisés au testicule et accompagnés ou non de vaginalite exsudative ou plastique (66 0/0).

b) L'envahissement ganglionnaire semble aussi fréquent dans les séminomes propagés seulement à l'épididyme et coexistant ou non avec une vaginalite, fonction de l'état de cet organe.

c) La coexistence de l'envahissement ganglionnaire et de l'infiltration franche, molle et surtout dure du cordon, semble la règle; la non-coexistence de ces deux envahissements, l'exception.

3° La précocité de l'envahissement ganglionnaire est incontestablement plus grande dans les tumeurs mixtes que dans les séminomes; seules les tumeurs mixtes strictement localisées peuvent ne s'accompagner d'aucun envahissement.

d) La simple adjonction à ces tumeurs mixtes d'une vaginalite surtout plastique, paraît en effet aggraver le pronostic du néoplasme; à plus forte raison, les propagations à l'épididyme et au cordon, commandent un envahissement ganglionnaire extrêmement fréquent ou bien constant.

4° Les douleurs vives persistantes, propagées sur le trajet des nerfs, sont d'une importance considérable. Non seulement elles nous permettent de porter avec plus de précision un diagnostic de cancer du testicule, mais leur existence indique à coup sûr que le mal s'est propagé au loin et que les ganglions sont envahis, rendant toute intervention impossible.

5° Les adénopathies aortico-lombaires, ainsi que les adénopathies iliaques perceptibles cliniquement, contre-indiquent tout acte opératoire.

6° La castration ne peut être appliquée qu'au séminome localisé au testicule, ou propagé à l'épididyme, avec ou sans vaginalite, et qu'aux tumeurs mixtes strictement localisées au testicule (guérisons : séminomes 33 0/0; tumeurs mixtes 23 0/0).

Le curage systématique peut être tenté dans la plupart des autres formes de cancer du testicule.

CRITIQUE

DES

RÉSULTATS OPÉRATOIRES

CRITIQUE

DES

RÉSULTATS OPÉRATOIRES

CASTRATION SIMPLE

Nous serons brefs sur les résultats de la castration. Ils ont déjà été esquissés dans le chapitre précédent lorsque nous avons essayé de dépister l'époque de l'envahissement ganglionnaire en nous basant sur les différents stades de la maladie dans les bourses.

D'après Chevassu, la castration guérit un tiers de séminomes et une tumeur mixte sur seize. Ses statistiques personnelles portent sur 100 cas : 47 séminomes avec 31 décès et 16 guérisons, soit 34 0/0 de guérisons; 50 tumeurs mixtes avec 47 décès et 3 guérisons, soit 6 0/0 de guérisons.

Les résultats de la castration sont donc très précaires, cette opération ne permettant d'espérer qu'un nombre de guérisons très limité. Il faut cependant remarquer qu'on a appliqué cette intervention dans tous les cas de cancer du testicule depuis la tumeur localisée, jusqu'à la tumeur s'accompagnant d'infiltration dure, massive du cordon; depuis la tumeur ulcérée ou avec laquelle coexiste une adénopathie aortico-lombaire perceptible, jusqu'à la tumeur déjà généralisée au poumon. Ces cas sont trop dissemblables pour être considérés en bloc. Pour que nous puissions connaître la valeur exacte de la castration dans les tumeurs malignes du testicule, il est nécessaire d'envisager ces résultats non pas dans les cas où la castration paraît d'avance inutile, mais dans ceux où la castration est susceptible de guérir.

Cette étude ne peut s'établir que sur l'examen minutieux des propagations de voisinage.

Séminomes. — Sur 43 malades atteints de séminome localisé, accompagné ou non de vaginalite exsudative ou plastique, 12 castrés sont guéris, 12 sont morts, 10 ont été perdus de vue. Si l'on considère ces derniers opérés, signalés dans la thèse de Chevassu, comme ayant succombé plus tard à leur mal, ce qui paraît légitime d'après les statistiques ultérieures de cet auteur, publiées dans la *Revue de Chirurgie* (47 cas, 31 décès, 16 guérisons), nous sommes en droit de conclure que dans ces cas particuliers, la castration nous donne 34 0/0 de guérisons. Il en est de même pour les séminomes propagés à l'épididyme et s'accompagnant ou non de vaginalite.

Dans les autres cas, c'est-à-dire lorsqu'il existe une infiltration du cordon et, à plus forte raison, lorsque cette infiltration coexiste avec un envahissement épididymaire accompagné ou non de vaginalite, les résultats de la castration sont absolument aléatoires.

Tumeurs mixtes. — Pour ce qui est des tumeurs mixtes, la castration n'a été de quelque utilité que dans les formes localisées au testicule. Ici nous trouvons une proportion qui s'élève à 23 0/0 de guérisons; soit 17 castrés dont 3 guéris, 9 décédés et 5 perdus de vue, que nous considérons comme décédés, la statistique ultérieure de M. Chevassu donnant pour 50 tumeurs mixtes, 47 décès et 3 guérisons.

Dans tous les autres cas de tumeur mixte, les résultats de la castration ont été absolument nuls, c'est-à-dire dans les formes comportant : soit tumeur et vaginalite, soit tumeur propagée à l'épididyme avec vaginalite, soit enfin tumeur et infiltration du cordon coexistant ou non avec vaginalite et propagation épididymaire.

Les résultats de la castration dans les cancers du testicule sont donc très médiocres dans l'ensemble, mais beaucoup moins précaires dans certains cas bien déterminés.

On ne peut donc pas dire avec les classiques que la castration ne guérit pas les cancers du testicule; il faut dire, au contraire, que cette intervention peut guérir certaines formes de néoplasies testiculaires, séminomes ou tumeurs mixtes strictement localisés à la glande; mais on ne doit pas demander à cette intervention plus qu'elle ne peut donner et la supposer efficace lorsque les ganglions sont envahis.

CURAGE SYSTÉMATIQUE DES GANGLIONS AORTICO-LOMBAIRES

Nous nous trouvons ici en présence de cas très disparates. On y voit, en effet, toute la gamme des propagations, depuis la tumeur localisée, jusqu'à la tumeur ulcérée, depuis l'envahissement ganglionnaire lointain au début, jusqu'à la grosse métastase adhérente.

C'est ainsi que certains chirurgiens tombent sur des masses inextirpables, d'autres ne rencontrent aucune difficulté opératoire, d'autres enfin font des opérations inutiles soit parce qu'il n'y avait pas de ganglions macroscopiques, soit parce que les ganglions envahis sont passés inaperçus, ce qui entraîne la récidive.

On comprend combien il est difficile, au milieu de cas si dissemblables, de juger à l'heure actuelle de la valeur réelle des opérations larges. Il nous semble cependant possible, malgré le nombre relativement restreint d'opérations, de grouper les faits et d'en tirer des enseignements nous permettant d'interpréter d'une façon plus ou moins précise les résultats obtenus.

Nous avons pu réunir 31 observations dont 16 publiées et 15 inédites. Sur ce nombre, nous relevons 3 morts opératoires, 4 masses inextirpables, 7 récidives post-opératoires, 1 cas perdu de vue et 16 survies, dont trois cas de syphilis.

Morts opératoires. — Les opérés de Gayet, de Morestin, sont morts de phénomènes pulmonaires, l'un au bout de huit jours, l'autre, quarante-huit heures après l'opération. Le premier présentait, quelques jours après son entrée à l'hôpital, une ulcération scrotale bourgeonnante; il avait maigri de 10 kilos en quinze jours; il était albuminurique. A l'opération, on prélève plusieurs ganglions dont un, plus ou moins adhérent, est reconnu à l'examen histologique comme néoplasique. A l'autopsie, on n'a trouvé aucun autre ganglion, mais on a constaté des lésions cancéreuses de la plèvre, du rein et du foie.

L'opéré de Morestin (première observation de cet auteur) était obèse et taré. Morestin n'a pas trouvé de ganglions à l'opération qui a été très laborieuse, le malade respirant mal et l'intestin venant à chaque instant masquer le champ opératoire.

Ces deux morts opératoires sont survenues chez des malades dont l'état général était vraiment précaire.

L'opéré de Chevassu (troisième observation de cet auteur) présenta au bout de quelques jours un peu d'infection au niveau de la plaie. Celle-ci fut en partie débridée; une des nuits suivantes, la plaie s'est largement ouverte sous le pansement; les anses intestinales firent hernie, et une péritonite mortelle s'en est suivie. Une grande quantité de ganglions hypertrophiés, histologiquement non envahis, avaient été enlevés à l'opération.

La mortalité opératoire est donc de 9 0/0.

Masses inextirpables. — On en compte quatre cas. Par deux fois, Grégoire tombe sur de grosses adénopathies; de même, Duval et Barbier rapportent des faits semblables. Chez trois de ces malades, dont un présentait à la palpation des masses iliaques mobiles, il existait des douleurs vives persistantes, propagées sur le trajet des nerfs.

D'après l'étude clinique des propagations, nous pouvons affirmer que, chez trois de ces malades, l'opération était d'avance inutile (douleurs vives, persistantes), et dans un cas seulement, le curage pouvait être pratiqué, aucune particularité clinique n'ayant révélé l'existence d'une masse inextirpable.

Chez tous ces opérés, la castration simple était évidemment une opération inutile.

Récidives post-opératoires. — Sur 7 cas, trois présentaient des douleurs vives, persistantes, propagées sur le trajet des nerfs; un, des masses iliaques cliniquement appréciables, et trois, les signes habituels du cancer du testicule.

Ces différents cas de récidives forment trois groupes de faits qui méritent d'être étudiés séparément.

1° Le deuxième opéré de Morestin, le troisième de Duval et celui de Michel présentaient des douleurs vives, persistantes, irradiées qui contre-indiquent, selon nous, toute opération.

Morestin n'a prélevé que quelques ganglions iliaques et ne trouve pas d'autres propagations aortico-lombaires. Son malade est revenu, deux mois environ après l'opération, avec une adénopathie sus-claviculaire cancéreuse. Quelques mois plus tard, Lardennois tente une nouvelle intervention et tombe sur une masse inextirpable.

Duval opère son troisième malade, prélève plusieurs ganglions aortico-lombaires, histologiquement sains. Ce malade est mort ultérieurement avec une grosse adénopathie et de l'ascite.

Michel intervient sur un malade, enlève des ganglions hypertrophiés, non envahis histologiquement. Un mois et demi plus tard, guéri de son opération, le malade présente des phénomènes pulmonaires accompagnés de crachats hémoptoïques. On fait le diagnostic de pneumonie et le malade succombe quelques jours après. L'autopsie n'a pas été pratiquée. Nous avons fait précédemment la critique de cette observation, qui nous a permis de conclure que ce malade avait été opéré en pleine généralisation cancéreuse, et que les accidents terminaux qu'il a présentés étaient imputables à un cancer pleuro-pulmonaire.

2° Fredet tente chez un malade l'extirpation des ganglions aortico-lombaires et d'une grosse adénopathie iliaque. L'opération fut pleine de difficultés; un ganglion pré-aortique est laissé en place parce qu'adhérent. Ce malade revient plus tard à l'hôpital avec une récidive lombo-iliaque et des douleurs lombaires.

Les quatre malades dont nous venons d'examiner l'observation par certaines de leurs manifestations cliniques : douleurs persistantes dans trois cas, paquet ganglionnaire iliaque dans un cas, n'étaient pas justiciables d'une intervention large, si l'on admet avec nous que les douleurs indiquent la diffusion du mal au delà des barrières ganglionnaires et que les adénopathies cliniquement appréciables sont d'une extirpation radicale impossible. Il va sans dire que la castration simple était pour ces malades tout aussi inutile.

3° Les trois cas de récidive ayant présenté les symptômes habituels du cancer du testicule sont ceux de Grégoire, Duval et Howard.

Le troisième opéré de Grégoire et le premier opéré de Duval ont présenté des ganglions histologiquement envahis. L'un est mort de généralisation, l'autre a succombé chez lui. Celui de Howard n'était porteur que de ganglions hypertrophiés; il est décédé cependant de généralisation et présenta à l'autopsie des ganglions envahis au niveau du groupe aortico-lombaire du côté opposé. Dans ces trois cas, le curage ganglionnaire était indiqué, mais il fut impossible au chirurgien d'atteindre toutesles métastases. Ce sont là, évidemment, des éventualités auxquelles il faut s'attendre, car en matière de cancer, il n'est pas toujours possible de dépasser les limites du mal même, lorsque l'opération paraît très praticable.

Survies. — On en compte 17 cas dont il faut défalquer :

Le premier opéré de Cunéo, qui a été perdu de vue au bout de deux ans et demi.

Trois cas de syphilis présumée du testicule (Cunéo, Marion et Mercadé), l'opéré de Picot chez lequel on a constaté à l'opération que les ganglions des deux côtés étaient envahis.

Il reste donc douze malades dont il importe d'apprécier la survie. Parmi eux, six présentaient des ganglions envahis; huit fois la tumeur était localisée au testicule, et trois fois il y avait infiltration du cordon. Le deuxième opéré de Chevassu et le quatrième opéré de Duval n'étaient porteurs d'aucun ganglion à l'opération. Ce dernier a été opéré récemment et sa survie ne peut être prise en considération.

Celui de Chevassu est très bien portant depuis deux ans et sept mois. On peut admettre qu'il est en voie de guérison :

1° Parce que, comme l'a fait remarquer Chevassu, tout malade qui, après un an, est en très bonne santé, sans traces appréciables de récidive, peut être considéré comme devant guérir. Sur 13 séminomes bien portants depuis plus d'un an, 12 l'étaient également au bout de quatre ans; le dernier n'a pu être retrouvé.

2° Parce que surtout, ce malade présentait une tumeur strictement localisée au testicule, analogue à celles qui ont pu être guéries par la simple castration et que, par conséquent, pouvait ne présenter aucun envahissement ganglionnaire. Cette absence de ganglions envahis a été constatée à l'opération et semble être démontrée par l'état général excellent du malade.

Le premier opéré de Michon, le quatrième opéré de Grégoire et celui de Delbet étaient porteurs d'un seul ganglion normal. L'opéré de Jacob présentait plusieurs ganglions. Tous ces malades sont très bien portants, le premier depuis deux ans et quatre mois, le second depuis un an et sept mois, le troisième depuis deux ans et quatre mois: le quatrième a été opéré récemment. Tous ces malades présentaient des tumeurs localisées. On peut leur appliquer les mêmes considérations qu'à ceux de Chevassu et de Duval.

Plus intéressants sont les opérés de Gosset, Bland Sutton, Maragliano, Morris Davis, le premier opéré de Chevassu et le deuxième de Michon. Dans ces cas, les ganglions étant envahis, le curage était une opération nécessaire, légitime.

Les opérés de Gosset, Bland Sutton, avec leur survie déjà imposante de deux ans et dix mois, de deux ans et sept mois, n'ont pas encore atteint le délai de quatre ans pour qu'on puisse parler de guérison définitive.

Mais, comme le fait remarquer très justement Chevassu, la plupart des morts surviennent dans les deux ans qui suivent la castration; après trois ans, les morts sont tout à fait exceptionnelles. Ces malades sont donc en bonne voie de guérison, presque guéris, si l'on peut dire. Si cette guérison devient définitive, elle établira d'une façon formelle et indiscutable la valeur du curage systématique et la nécessité d'en faire, dans certains cas, la tentative, si hardie qu'elle puisse paraître.

Le premier opéré de Chevassu, le deuxième de Michon et ceux de Maragliano et de Moriss Davis sont guéris : le premier, depuis deux ans et dix mois; il travaille douze heures par jour et pèse actuellement 107 kilos; les autres n'ont pas encore dépassé une survie d'un an.

Ces malades, sauf celui de Davis, dont nous ne connaissons pas tous les détails de l'observation, présentaient une infiltration du cordon. Bien qu'il ne soit pas possible de dire, lorsqu'il y a infiltration du cordon, que les métastases évoluent par la suite plus rapidement, un fait paraît certain : c'est que, d'après nos recherches, les castrés atteints d'infiltration meurent en général avant deux ans; au delà de cette époque, les décès sont extrêmement rares; le malade de Chevassu a donc de grandes chances d'être complètement guéri. Sur 30 décès de castrés avec infiltration du cordon, nous trouvons :

Epoque non précisée	4 cas.
Décédés sans opération.	4 cas.
De quinze jours à six mois	8 cas.
De six mois à un an	6 cas.
D'un an à deux ans	6 cas.
De deux ~~à trois~~ ans et 3 mois . . .	1 cas.
Deux ans et neuf mois	1 cas.
	30 cas.

En résumé, dans les survies, le curage systématique était inutile dans trois cas imputables à la syphilis; il était discutable dans cinq cas de tumeur strictement localisée au testicule, pour lesquels la castration était peut-être suffisante; enfin, il était légitime et nécessaire dans six cas de tumeur accompagnée ou non d'infiltration du cordon.

Tous ces malades présentent actuellement une cicatrice en bon état, parfaite chez la plupart, un peu faible chez quelques-uns; nous ne connaissons pas cependant un seul cas d'éventration. Certains malades ont présenté des phénomènes d'anesthésie en dedans de la cicatrice abdominale qui semblent s'atténuer à la longue (4e observation de Grégoire).

Nous n'insisterons pas sur les accidents opératoires; ils sont peu fréquents : blessure de la veine cave, rupture du pédicule spermatique, déchirure du péritoine, laquelle se fait le plus souvent soit en bas, au niveau du point où les éléments du cordon se dissocient, soit en haut, au niveau de la partie supérieure de l'incision. Il n'y a donc pas lieu d'abandonner cette opération, qui, bien que longue et délicate, comporte en définitive peu de risques; sa valeur réelle ne peut encore être évaluée, mais il importe de préciser pour l'avenir les cas dans lesquels elle doit être appliquée.

CHOIX DES OPÉRATIONS

CHOIX DES OPÉRATIONS

I. — Indications opératoires.

Il est incontestable qu'en l'état actuel de la question, il est absolument impossible de se prononcer d'une façon formelle et décisive sur les avantages respectifs de la castration simple et de la castration suivie du curage systématique des ganglions aortico-lombaires.

La castration est, en effet, une opération ancienne, qui compte à son actif des cas de guérison indiscutables, due probablement à ce fait que les ganglions n'étaient pas envahis. Par contre, elle est fréquemment suivie d'une récidive qui entraîne la mort du malade dans un laps de temps plus ou moins long.

La castration suivie d'une tentative de curage, en principe plus rationnelle, plus conforme aux lois de la pathologie générale, est une opération encore trop récente pour que nous puissions apprécier d'une façon définitive la valeur exacte de ses résultats. Cette intervention nous permet d'explorer les ganglions de la bifurcation iliaque et aortico-lombaire, de juger de leur état, là où les moyens d'investigation clinique se trouvent impuissants; elle peut enfin avoir la chance d'arriver, comme certains cas semblent vouloir le démontrer, au moment où le premier relai ganglionnaire est seul envahi. Mais de même que la castration s'accompagne souvent de récidives post-opératoires, de même le curage a contre lui l'inutilité d'une large opération, lorsqu'il y a erreur de diagnostic, lorsqu'il existe une métastase inextirpable que rien ne permet de prévoir, ou lorsque les ganglions ne peuvent être enlevés, soit parce qu'ils siègent derrière l'aorte, ou au-dessus des vaisseaux rénaux soit enfin parce qu'ils peuvent passer inaperçus.

Le problème est donc très épineux et d'une solution extrêmement difficile. Il manque à la question la notion exacte du moment auquel les embolies néoplasiques émigrent dans les ganglions. Avant cette époque, la castration est une intervention suffisante; après, il devient indispensable et nécessaire de la compléter par un curage systématique des ganglions.

Mais il est hors de doute que par l'emploi de l'une ou l'autre de ces méthodes on peut guérir un certain nombre de néoplasies testiculaires, et qu'on ne saurait aujourd'hui abandonner les malades à leur malheureux sort. Il est donc légitime d'opérer les cancers du testicule lorsque le chirurgien peut donner aux malades les garanties de guérison les plus sûres en les soumettant, avec un minimum de risques, aux actes opératoires que comporte la gravité de leur état.

Est-il possible par la clinique et par les examens histologiques d'apprécier cette gravité et de poser les indications précises de l'une et l'autre de ces interventions ?

En se basant sur l'étude des propagations néoplasiques dans les bourses, il semble qu'on puisse entrevoir cette possibilité.

Lorsque le cordon est manifestement infiltré, qu'il s'agisse de séminome ou de tumeur mixte, le curage systématique des ganglions est formellement indiqué, car ceux-ci sont pour ainsi dire envahis d'une façon constante.

Dans ce cas, le curage doit suivre immédiatement la castration afin d'éviter les récidives inguinales dues à l'envahissement du cordon. Mais il n'est jamais inutile de faire précéder l'acte opératoire abdominal d'un examen histologique extemporané de la tumeur (procédé de la congélation) pour se mettre à coup sûr à l'abri de toute erreur de diagnostic clinique.

Cette conduite opératoire nous est suggérée par l'examen des faits: sur 43 cas de castrés dans lesquels le cordon était infiltré, les suites opératoires ont fait la preuve de l'envahissement ganglionnaire (mort ou récidive) à l'exception de 7 cas dont 4 furent perdus de vue et 3 sont actuellement en voie de guérison après avoir subi l'opération du curage.

Lorsque le cordon est normal, deux cas sont à considérer :

Dans les tumeurs mixtes, étant donnée la fréquence des embolies, nous pensons que le curage doit succéder à la castration. Toutefois les tumeurs mixtes strictement localisées à la glande, sans aucune réaction vaginale, ont été guéries par la castration simple dans la proportion de 23 0/0. On conçoit dès lors que, dans ce cas particulier, le chirurgien soit hésitant sur la légitimité du curage.

Dans les séminomes, localisés au testicule, propagés à l'épididyme, accompagnés ou non de vaginalite, l'envahissement ganglionnaire est loin d'être constant.

La castration compte à son actif le chiffre déjà très appréciable de 33 0/0 de guérisons.

C'est une opération simple, bénigne qui nous semble devoir être préférée au curage. En effet, bien que le curage soit susceptible de donner plus de guérisons, il ne semble pas que, dans ces cas particuliers, on doive exposer les malades à une intervention qui risque d'être inutile, parfois incomplète ou impraticable (masse inextirpable) et qui surtout comporte des suites immédiates plus graves.

Quoi qu'il en soit, lorsque le cordon n'est pas infiltré, si le chirurgien prend le parti de faire une castration suivie de curage, les récidives inguinales n'étant pas à craindre, il est nécessaire de laisser entre les deux opérations un délai de quelques jours. Le choc opératoire est moindre, et surtout l'examen histologique de la tumeur se fait plus aisément. La seule objection qu'on puisse faire à cette méthode c'est que, parfois, le malade se refuse à subir les épreuves de la seconde intervention.

II. — Contre-indications.

Les contre indications opératoires relèvent de la gravité de l'état local, de l'altération profonde de l'état général, de la diffusion du mal au delà du premier relai ganglionnaire des anatomistes, et de l'impossibilité d'extirper les grosses adénopathies aortico-lombaires ou iliaques.

Les formes aiguës du cancer du testicule rares, le fongus des bourses des anciens auteurs exceptionnel, l'infiltration dure, massive du cordon remontant haut dans la fosse iliaque, l'état cachectique du malade, l'obésité très prononcée, la tuberculose, le diabète ou l'albuminurie, contre-indiquent tout curage systématique des ganglions tributaires du testicule.

Lesnès, en 1893, a le premier attiré l'attention sur l'adénopathie sus-claviculaire cancéreuse qu'il considère comme le témoignage de l'envahissement du canal thoracique. Certains malades présentent des métastases cutanées; d'autres, des phénomènes pulmonaires. Ces manifestations pulmonaires sont quelquefois très caractéristiques et ne laissent aucun doute sur la nature de la maladie (crachats gelée de groseille, matité thoracique, pleurésie hémorragique); dans d'autres cas, elles sont peu nettes, peuvent simuler la tuberculose pulmonaire, et parfois la radiographie permettra de déceler des taches pulmonaires suspectes (un cas de Chevassu). De plus, les douleurs vives, persistantes, irradiées sur le trajet des nerfs sur la signification desquelles on n'a pas encore attiré l'attention et qui sont essentiellement liées à la diffusion du mal au delà des premières barrières ganglionnaires, contre-indiquent tout acte opératoire. Il en est de même pour les adénopathies aortico-lombaires ou iliaques perceptibles à la palpation.

Dans ces cas particuliers, les partisans à outrance de la castration simple peuvent à la rigueur pratiquer cette opération dans le but « de diminuer le tourment moral du malade ». Mais on comprendra que le résultat en soit bien souvent illusoire; la castration simple ne peut être qu'un pis-aller palliatif susceptible de donner, dans la plupart des cas, une allure vertigineuse à la maladie, un véritable « coup de fouet » que ne compense pas le soulagement moral momentané du patient.

TECHNIQUE OPÉRATOIRE

TECHNIQUE OPÉRATOIRE

MANUEL OPERATOIRE

1° *Voies d'abord.*

Deux voies sont possibles pour aborder les ganglions : la voie transpéritonéale et la voie sous-péritonéale.

La *voie transpéritonéale* ne présente, je crois, que des inconvénients.

Médiane, elle nécessite un écartement pénible des anses intestinales, oblige à opérer au fond d'une gouttière profonde à parois difficiles à maintenir, permet mal de remonter assez haut, c'est-à-dire au-dessus de la portion transversale du duodénum. Mais surtout elle est *dangereuse* pour les vaisseaux du côlon qui, à droite comme à gauche, croisent forcément le trajet du cordon spermatique qu'il s'agit d'enlever en entier. Et je ne parle pas des dangers d'une infection possible du péritoine.

Latérale, elle donne plus de jour, n'est pas dangereuse pour les vaisseaux coliques puisqu'elle refoule en dedans le gros intestin, mais elle se rapproche alors tellement du but et des

(1) Nous suivons ici textuellement le manuel opératoire si bien décrit par M. Chevassu dans la *Revue de Chirurgie* (avril 1910).

procédés de la voie sous-péritonéale que celle-ci doit forcément lui être préférée.

La *voie sous-péritonéale* présente, en effet, une série d'avantages. Le décollement du péritoine est une manœuvre extrêmement facile; toute la moitié postérieure de sac péritonéal est doublée par une couche celluleuse sous-péritonéale très lâche qui ne demande qu'à se dissocier devant la main qui la décolle.

En pratiquant le décollement du sac péritonéal, on n'a à se préoccuper ni de l'intestin — côlons, duodénum — ni de ses vaisseaux. C'est à peine même si on les soupçonne.

Et cela s'explique fort bien. Si nous avons l'habitude de dire que telle ou telle portion du côlon ou du duodénum est « sous-péritonéale », cela signifie, dans le langage anatomique actuel, que cette portion ne fait pas saillie à l'état de liberté dans la cavité péritonéale. Mais elle n'en est pas moins contenue dans le grand sac péritonéal qui dès l'époque embryonnaire enveloppait toute la masse gastro-intestinale. Lorsque des accolements se sont produits au cours de la vie intra-utérine, entre certaines anses, leurs mésos et la face interne du sac péritonéal, aboutissant à la fixation de telle ou telle de ces anses, cela n'a modifié en rien l'aspect extérieur de ce sac péritonéal. Il repose sur la colonne vertébrale et les gros vaisseaux prévertébraux, sur les fosses lombaires et iliaques, amarré seulement à ce plan postérieur par les grosses artères qui, venues de l'aorte, sont destinées au tractus gastro-intestinal : tronc cœliaque, mésentérique supérieure, mésentérique inférieure.

Au niveau de la zone opératoire qui nous occupe, *le sac péritonéal ne tient au plan profond que par la seule artère mésentérique inférieure*, médiane, facile à voir, et par conséquent à éviter; au-dessus et au-dessous d'elle, les adhérences légères qui relient la face profonde du sac à la face antérieure de l'aorte peuvent être rompues sans effort comme sans inconvénient.

Donc, en pratiquant le décollement du sac péritonéal, on n'a à s'inquiéter ni de l'intestin, ni de ses vaisseaux, avant d'avoir atteint l'aorte sur la ligne médiane. C'est à peine d'ailleurs si l'on distingue, à travers le sac décollé qui n'est pas toujours transparent, le cæecum, les côlons, le duodénum; on glisse sous eux sans les soupçonner presque.

Non seulement le décollement est facile, mais *il est remarquablement exsangue*. Aucun vaisseau n'apparaît sur l'immense surface béante qu'il provoque. On peut dire que, l'incision de la paroi abdominale une fois pratiquée, le reste de l'opération se fait absolument à blanc; c'est un précieux avantage dans une intervention délicate où il faut avant tout *bien voir* ce que l'on fait. L'anatomie, d'ailleurs, ne nous fait connaître, dans le tissu cellulaire que notre opération franchit, que des veines sans importance, toutes petites, les veines de Retzius, et des anastomoses un peu moins grêles s'étendant des veines du côlon aux veines de la capsule adipeuse du rein; elles sont, au point de vue opératoire, absolument négligeables.

Le décollement permet enfin de récliner toute la masse intestinale en bloc, sans que les anses intestinales aient tendance à glisser sous l'écarteur pour venir encombrer la plaie; de ce fait encore, les manœuvres opératoires se trouveront facilitées.

La voie sous-péritonéale est donc, à n'en pas douter, la méthode de choix; elle s'impose.

Mais quelle est, pour pratiquer dans sa totalité le décollement nécessaire, l'incision la plus commode? Où cette incision doit-elle commencer et où doit-elle finir?

Elle doit commencer, à mon avis, au-dessous du canal

inguinal, de manière à permettre l'exploration préalable du testicule.

Elle doit finir *bien au-dessus de l'ombilic, au niveau du rebord costal.*

Elle doit atteindre le rebord thoracique *au niveau de sa partie externe*, de manière à décrire, de son origine à sa terminaison, une longue courbe à concavité interne et supérieure, constituant ainsi un immense volet qu'on pourra largement récliner.

Elle cheminera donc, à partir du canal inguinal, à peu près parallèle à l'arcade de Fallope, et ne s'inclinera pour devenir verticale *qu'après avoir franchi le niveau de l'épine iliaque antéro-supérieure.*

Grégoire termine en haut son incision en la ramenant en avant et en dedans, parallèlement au rebord thoracique antérieur. C'est l'incision que j'avais préconisée dans ma thèse; c'est elle aussi qu'a employée Fredet.

Cunéo la termine, au contraire, en l'inclinant de plus en plus en arrière, de manière à aboutir tout près de l'extrémité de la 12e côte.

Je me suis contenté, dans mes deux opérations, de conduire verticalement l'incision jusqu'au rebord costal, sans me préoccuper de l'incliner, une fois parvenue là, soit en avant, soit en arrière. Ainsi ont bien voulu procéder, sur mes indications, MM. Gosset et Pierre Delbet.

L'incision terminale en arrière de Cunéo donne beaucoup de jour sur le rein, mais beaucoup moins sur son pédicule et sur la zone ganglionnaire; l'écartement de la paroi antérieure est certainement rendu plus difficile.

L'incision terminale en avant de Grégoire donne un jour très considérable; mais elle a l'inconvénient d'ajouter la section de plusieurs nerfs intercostaux, moteurs de muscles de l'abdomen, à celles qu'on ne peut se dispenser de faire pour atteindre le rebord costal. De plus, elle intéresse une zone dans laquelle le péritoine adhère de plus en plus à la musculature à mesure qu'on avance; le décollement peut être délicat.

Mon incision simplement verticale peut, je crois, suffire dans la majorité des cas. Elle peut en tous cas toujours être prolongée en avant, si l'on en constate l'utilité au moment où l'on arrive dans la profondeur, et elle est alors plus facile, car elle peut être faite après décollement préalable du péritoine antérieur sous-jacent. Mais, je le répète, elle m'a semblé inutile dans mes deux cas, et cependant j'ai eu, la première fois, affaire à un obèse comme on en rencontre rarement pour des opérations de ce genre; il pesait 107 kilogr.

L'ablation du cancer, de ses voies lymphatiques et de ses ganglions doit être faite de bas en haut.

1° Le premier temps de l'opération doit être testiculaire. Ne pas voir au moins le testicule, sinon l'ouvrir, c'est s'exposer à faire un curage ganglionnaire pour une lésion qui n'a rien de néoplasique.

2° Le cordon doit être décollé depuis le testicule, au niveau duquel il est nettement isolé dans sa gaine fibreuse, vers la fosse iliaque, où la gaine vasculaire est encore facilement isolable, puis vers le pédicule rénal où la gaine devient de moins en moins perceptible. Commencer l'isolement dans la région supérieure, à la manière de Grégoire, c'est le commencer au point le plus difficile; en partant, au contraire, du bas, on n'a qu'à se laisser guider par le cordon nettement isolé à sa partie inférieure pour obtenir une séparation facile jusqu'à la région ganglionnaire.

Il serait théoriquement préférable d'enlever en un seul bloc le testicule, les vaisseaux spermatiques, et les ganglions. Je crois cependant qu'en pratique il vaut mieux, une fois que le testicule est isolé, l'enlever en sectionnant le cordon ***entre deux pinces***. C'est encore la manière la plus sûre d'éviter les inoculations néoplasiques qui peuvent provenir de ce testicule fendu, qu'on a souvent trop forte tendance à saisir à pleines mains et à écraser dans les compresses qui l'enveloppent.

D'autre part, à la partie supérieure, on n'arrivera pas sur tous les sujets à saisir la continuité de la lame vasculaire spermatique et des ganglions juxta-aortiques, et force sera, surtout chez les gras, d'extirper isolément chaque ganglion qu'on verra ou qu'on sentira avec le tissu cellulo-adipeux qui l'entoure, sans trop tenir compte de l'ouverture des voies lymphatiques à leur terminaison.

2° *Technique opératoire.*

Je n'insiste pas sur la préparation de l'opéré, bien qu'elle ait son importance; il faut, comme pour toute laparotomie, préparer l'intestin de manière à obtenir un minimum de distension des anses : le jour en est singulièrement accru sur la profondeur.

Position de l'opéré. — Le malade est incliné sur le côté sain; un billot étroit est interposé entre la table et le flanc, de manière à creuser celui-ci, ce qui provoque l'élargissement du flanc sur lequel on opère et rapproche la colonne lombaire de la ligne d'incision cutanée.

L'opéré sera maintenu dans cette position par deux aides qui accentueront l'inclinaison du corps pendant le temps abdominal de l'opération.

Disposition des champs. — Un champ est glissé en hamac sous le testicule que soutiennent les deux cuisses rapprochées. Deux grands champs, ou davantage si besoin est, limitent approximativement, du scrotum au rebord costal, le champ opératoire. En bas, ces deux champs sont fixés à la partie antéro-inférieure du scrotum au moyen d'une pince; en haut, un champ supplémentaire est appliqué provisoirement sur toute la portion abdominale de la zone opératoire; il y restera pendant tout le temps scrotal.

Temps scrotal.

1° Incision du scrotum sur sa face antérieure jusqu'au canal inguinal : il est inutile de commencer l'incision trop bas sur le scrotum. Si l'on tient à faire cette incision, ce qui est en effet plus commode, en prenant la bourse à pleine main de manière à énucléer en quelque sorte la tumeur, *il faudra le faire par l'intermédiaire des champs* : rien n'est difficile à désinfecter comme la peau du scrotum.

2° Décollement *complet* de la celluleuse jusqu'au canal inguinal, de manière à isoler parfaitement le testicule et ses enveloppes profondes des enveloppes superficielles. Un champ est glissé entre le scrotum déshabité et le testicule suspendu à son cordon; *on ne verra plus désormais le scrotum qu'au moment des sutures terminales*.

3° Sur une compresse doublée, pour plus de sûreté, d'un imperméable, avec un bistouri qui ne servira qu'à cela, fendre légèrement la face antérieure de la tumeur pour confirmer le diagnostic. On isolera immédiatement le testicule ainsi fendu en enroulant sur lui les deux lèvres de la compresse sur laquelle il reposait, et en les fixant à l'aide de plusieurs pinces.

4° Le diagnostic de cancer étant bien établi, on pincera le cordon *entre deux pinces* de Kocher au-dessous du canal inguinal, et on le sectionnera entre ces deux pinces sur une compresse protectrice. La section au thermocautère assure l'hémostase; la section entre deux pinces évite l'inconvénient de l'hémorragie veineuse provenant du bout testiculaire, hémorragie qui n'est peut-être pas indifférente dans un champ opératoire lorsqu'elle provient d'un testicule cancéreux. Qui dit hémorragie veineuse dit sans doute lymphorragie concomitante.

Temps abdominal.

Le malade est incliné davantage sur le côté. On enlève le champ qui avait protégé la paroi abdominale pendant le premier temps.

1° *Incision de la peau.*— Elle part de l'incision funiculaire, s'incline en dehors, presque parallèle à l'arcade de Fallope, passe à 4 centimètres au-dessus de l'épine iliaque antéro-supérieure, puis se recourbe vers le haut pour devenir bientôt verticale, sur le prolongement de la ligne axillaire. L'incision s'arrête au rebord costal, *pas avant.* A ce moment, je fixe de grands champs aux deux lèvres de la plaie, de manière à protéger définitivement les parties profondes contre une infection possible venue des téguments de l'opéré.

2° *Incision du grand oblique.* — Toute la portion tendineuse peut être incisée par simple écartement des fibres du grand oblique, à partir du sommet de l'orifice inguinal externe. Conduit ainsi jusqu'à la portion musculaire, on incisera alors verticalement, franchement, sans crainte d'entamer les muscles sous-jacents, pour ne s'arrêter qu'après avoir buté sur le rebord costal (10e côte).

3° *Incision du petit oblique et du transverse.* — On peut les inciser couche par couche, en allant à la fin avec précaution pour éviter d'ouvrir le péritoine. Il est tout aussi rapide et plus prudent d'assurer le décollement de la séreuse avant d'inciser les fibres les plus profondes; il suffit d'insinuer, à partir du canal inguinal, l'index et le médius gauches dans le tissu cellulaire sous-péritonéal, et de couper sur eux comme sur une sonde cannelée les fibres encore respectées. Cette manœuvre n'a d'ailleurs rien d'essentiel : que si, pour une raison ou pour une autre, le péritoine venait à être ouvert, on le refermerait rapidement au moyen d'un petit surjet de catgut.

La section des muscles provoque une assez abondante hémorragie; on évitera la section des vaisseaux circonflexes iliaques en passant à une notable distance au-dessus de l'épine iliaque antéro-supérieure.

4° *Décollement du sac péritonéal.* — Il se fait avec une facilité extrême et tout à fait « à blanc ». On le réalisera de bas en haut, glissant d'abord la main dans la fosse iliaque, puis plus haut dans la fosse lombaire. Après avoir largement amorcé ce décollement depuis le bas jusqu'en haut, on placera une grande compresse dans la moitié supérieure de la plaie, pour opérer d'abord dans la moitié inférieure.

Temps iliaque. — On achève le décollement du péritoine jusqu'au détroit supérieur. *Le paquet vasculaire spermatique reste fixé au sac péritonéal.* Il est facile de l'en séparer chez les gras; chez les maigres, la lame vasculaire spermatique adhère à la face profonde du péritoine; on amorcera chez eux le décollement en donnant, au point où commencent les adhérences, en bas, un coup de bistouri délicat qui prendra garde d'entamer le sac péritonéal.

Un large écarteur peut alors attirer le sac en dedans, tandis que la main de l'opérateur isole progressivement *la lame des vaisseaux spermatiques.*

Cette lame présente, sur son bord interne, plusieurs amarres.

A. La première est constituée par le canal déférent accompagné de son artère déférentielle. Il est inutile de les suivre jusque vers les vésicules, comme l'a proposé Mauclaire, le cancer du testicule ne se propageant jamais par cette voie. Il suffira de pratiquer la ligature et la section en dedans du détroit supéreiur.

B. La deuxiémo amarre, plus fragile, est représentée par la lame des lymphatiques qui, chez certains sujets, se portent en dedans pour gagner le ganglion situé sur la terminaison de la veine iliaque externe. Il convient donc de pousser le décollement jusqu'au delà du détroit supérieur, pour bien voir la bifurcation de l'iliaque primitive avec l'uretère qui la croise, et pour extirper le ganglion qui peut s'y trouver situé.

Temps lombaire. — Placer plus haut snr le sac péritonéal un nouvel écarteur large et profond. Une main continuant à tendre la lame vasculaire spermatique, on isole celle-ci de bas en haut, d'abord du péritoine, qu'on refoule en dedans jusqu'à l'aorte, puis du psoas qui forme le fond de la région.

En continuant l isolement plus haut, on atteint le pôle inférieur du rein et si l'on poursuit à ce niveau le décollement de la gaine sur ses deux faces, on entraîne avec elle le rein, comme Grégoire l'a parfaitement montré.

Or il est absolument inutile de décoller le rein en arrière; on sectionnera donc l'insertion de la gaine sur le pôle inférieur, pour ne plus s'occuper que de la zone comprise entre le bord interne du rein et l'aorte. Dans la lame ainsi soulevée se trouvent :.

1° Sur un plan antérieur, les vaisseaux spermatiques;

2° Sur un plan postérieur, l'uretère.

On décolle le péritoine de la face antérieure de la lame jusqu'au delà du hile rénal. *Il faut voir* la veine rénale et sentir derrière elle les battements de l'artère pour être sûr d'être assez haut. Pour bien voir la région du hile, un bon écarteur est nécessaire, dont l'extrémité se dirige en haut et en dedans: dans l'observation I, la profondeur était telle qu'aucun écarteur usuel n'aurait suffi. La main d'un aide ganté jusqu'au coude me fit un écarteur tout aussi aseptique et beaucoup plus malléable que le plus approprié des écarteurs métalliques.

Chez les maigres, la région bâille facilement et *l'on a véritablement sur la région opératoire un jour considérable.*

Que si le jour ne paraissait pas encore suffisant, on pourrait toujours s'en donner davantage en prolongeant l'incision cutanée en avant, en dedans et en haut, parallèlement au rebord costal. Mais il serait prudent alors, pour éviter d'ouvrir à ce niveau la séreuse qui devient de plus en plus adhérente à mesure qu'on se porte en dedans, de décoller le sac péritonéal avant d'inciser les muscles vers leur attache costale. L'incision s'arrêtera toujours, en tout cas, au niveau du muscle grand droit. Mais je crois que, dans la grande majorité des cas, ce prolongement sera inutile.

L'extirpation des ganglions. — Le paquet vasculaire spermatique est maintenant isolé jusqu'en dedans du rein. C'est le moment *d'extirper les ganglions.*

A. *Du côté gauche,* ils sont compris entre l'uretère et l'aorte. *Sur les sujets maigres, on les voit parfaitement* (obs. Gosset) : il n'y a qu'eux, avec les vaisseaux spermatiques, entre le péritoine qui est décollé en haut, la gaine du psoas dans la profondeur, l'aorte en dedans et l'uretère en dehors. Le tissu cellulaire de la gaine vasculaire spermatique, qui va de l'aorte au rein, est mince, transparent, on y verrait un ganglion gros comme une tête d'épingle. Le mieux est d'isoler toute la gaine — vaisseaux lymphatiques et ganglions compris — en passant la sonde cannelée ou le doigt, en dehors sur le bord interne de l'uretère, et en dedans sur l'aorte. La lame ne tient plus alors qu'à l'aorte par l'artère spermatique, et à la veine rénale par la veine spermatique; on peut faire deux pédicules isolés pour les lier tous deux au ras de leur origine.

L'ablation complète de la lame vasculaire et de ses ganglions est certainement supérieure à l'ablation isolée de chaque ganglion, l'idéal, en chirurgie du cancer, étant de créer le moins possible dans la plaie de solution de continuité entre les vaisseaux lymphatiques afférents et leurs ganglions. Cependant cet isolement idéal ne sera pas toujours praticable.

Chez les gras, l'isolement de la lame est plus difficile. Du moins sent-on très nettement, tant cette graisse est fluide, les ganglions qu'elle contient. Il sera bon d'enlever cette graisse le plus possible, lambeaux par lambeaux, et la chose n'est guère faisable autrement qu'avec les doigts.

B. Du côté droit, les ganglions sont essentiellement *sur la veine cave*, soit directement sur elle, soit à cheval sur elle et sur l'aorte. *Chez les maigres, on les voit parfaitement* (obs. III de Grégoire). Il faut chercher à isoler la lame vasculaire comme du côté gauche. En détachant les ganglions de la veine cave, il faut aller très doucement, de manière à éviter toute déchirure non seulement de la veine cave, qui paraît toute prête à crever et qui est d'ailleurs plus solide qu'elle ne semble, mais aussi des petites veinules qu'elle peut donner aux ganglions (voir obs. Grégoire). Il sera indispensable, lorsqu'il existera de ces veinules, de les lier avant d'enlever le ganglion, pour éviter de faire dans la paroi de la veine cave de véritables déchirures latérales.

Chez les gras, où l'on voit moins bien, parce que la veine cave disparaît sous la graisse, il faut aller avec plus de précaution encore et je crois qu'en pareil cas le plus simple est d'abord de se débarrasser du paquet vasculaire spermatique, qui obscurcit toujours un peu le champ opératoire, en le liant à son origine, puis d'enlever un à un les ganglions qu'on sent, en se débarrassant au doigt de la graisse qui les entoure. Ces ganglions, je l'ai constaté par moi-même, peuvent fort bien être extirpés alors qu'ils sont déjà légèrement adhérents, et sans qu'il se produise aucune hémorragie appréciable; il est probable que leur pédicule ne prenait pas, cette fois-là du moins, son origine directement sur la veine.

Quand on a enlevé tous les ganglions qu'on voyait et qu'on sentait, qu'on a lié les vaisseaux spermatiques à leur origine avec la lame cellulo-graisseuse qui les unissait, on doit voir nettement *à gauche la gaine de psoas, sur laquelle il ne reste plus que l'uretère entre l'aorte, le rein, et le pédicule rénal.*

Du côté droit, la veine cave doit être complètement visible, et débarrassée de tout revêtement cellulo-adipeux, depuis son origine jusqu'à la veine rénale.

Des deux côtés, le nettoyage doit se prolonger en dedans jusqu'à l'aorte. Il s'agit évidemment d'enlever le tissu cellulo-adipeux qui recouvre le flanc de l'artère jusqu'à la ligne médiane, et non pas le tissu nerveux qui lui forme une tunique adventice adhérente et qui ne s'en laisse d'ailleurs pas détacher facilement.

Sur la face antérieure de l'aorte, il n'y a qu'une chose à respecter, mais d'une importance capitale, c'est l'*origine de l'artère mésentérique inférieure*; on la voit d'ailleurs facilement, formant au sac péritonéal une amarre profonde et relativement longue.

En dehors, il n'est pas nécessaire de dégraisser toute la face interne du rein sous-hilaire. Je crois qu'il suffit, au niveau du rein, de nettoyer jusqu'à l'uretère; en tous cas, il faudra toujours s'arranger de manière à ne pas dénuder celui-ci de trop près.

Drainage et suture. — Le curage est terminé. On laisse alors revenir le sac péritonéal à sa place qu'il reprend immédiatement. On est frappé de voir combien, pendant l'opération, la large surface de décollement péritonéal a peu saigné; elle est restée presque exsangue. Il me semble sage néanmoins de mettre un drain dans ce grand décollement, drain dont l'extrémité profonde restera à une certaine distance des gros vaisseaux prévertébraux, de la veine cave surtout.

Suture musculaire après hémostase. Faire des points en U avec de gros catguts, d'abord sur les deux muscles profonds, petit oblique et transverse, puis sur le grand oblique, cela jusque vers la région inguinale.

Obturer ensuite la région inguinale en fermant complètement le canal par suture du petit oblique et du transverse à l'arcade de Fallope d'abord, puis en accolant l'une à l'autre ou mieux en superposant les deux lèvres aponévrotiques du grand oblique.

Le drain lombaire sortira au-dessus de l'épine iliaque antéro-supérieure. Suture de la peau.

Traitement du scrotum :

1° Capitonnage profond au catgut, de manière à oblitérer la cavité scrotale.

2° Sutures rapprochées des lèvres de la plaie, en prenant bien soin de passer d'abord les deux fils extrêmes; l'aide tendant les deux fils, on passera des points assez rapprochés qui pénétreront chacun à une certaine distance de la ligne d'incision; ainsi l'hémostase sera convenablement faite.

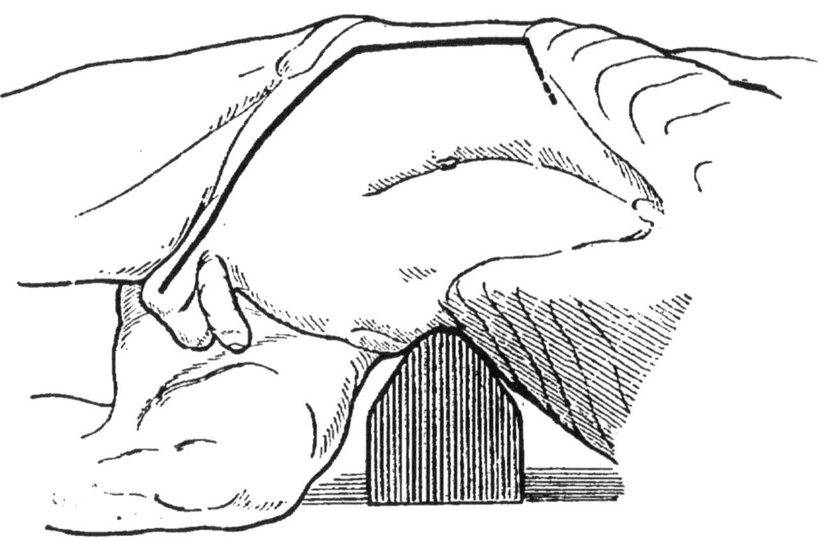

Fig. 1.

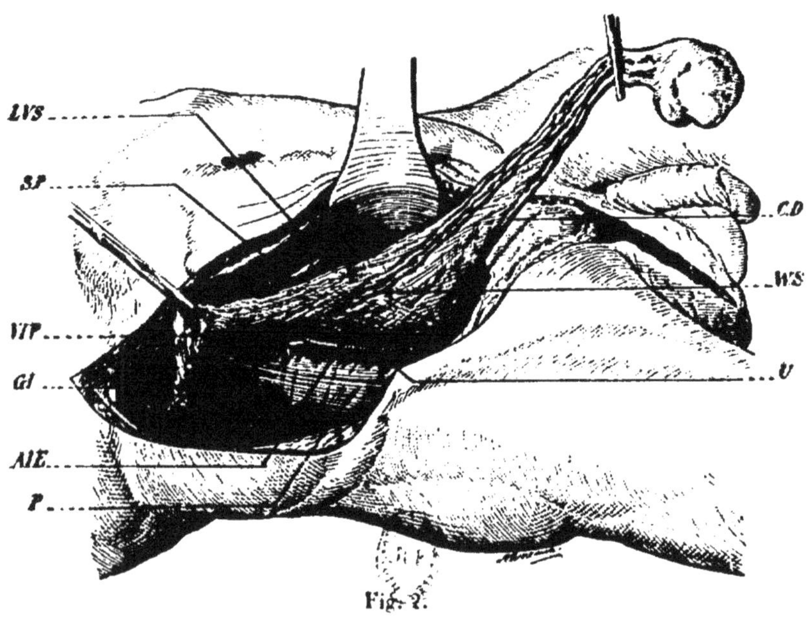

Fig. 2.

Clichés Félix Alcan. — Art. Chevassu. — *Revue de Chirurgie 1910.*

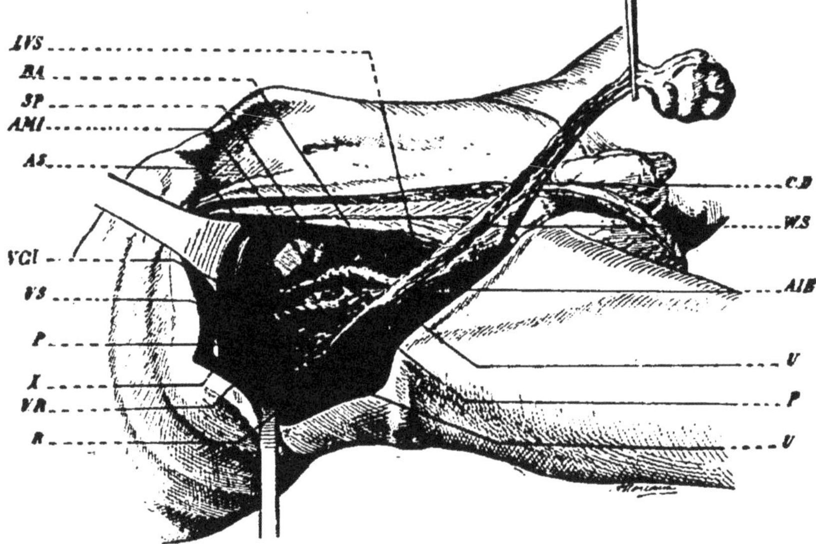

Fig. 3.

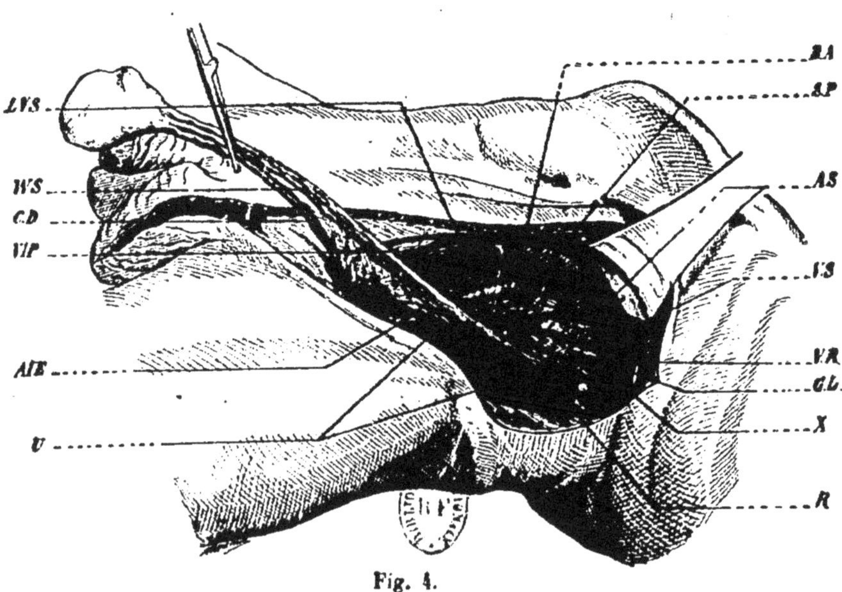

Fig. 4.

Clichés Félix Alcan. — Art. Chevassu. — *Revue de Chirurgie 1910.*

OBSERVATIONS

CASTRATION ET CURAGE DES GANGLIONS

Observations publiées

OBSERVATION I

1re OBSERVATION DE GRÉGOIRE (*Archives gén. de chirurgie*, 1908.)

Un homme âgé de 33 ans et d'apparence vigoureuse, manœuvrier, entre, le 12 avril 1905, à l'hôpital Bichat, dans le service du docteur Picqué.

Il a remarqué, depuis huit mois seulement, que la bourse, du côté droit, présentait un volume un peu plus considérable que celle du côté opposé. Lentement sans provoquer aucune douleur, le testicule continua à grossir. Le malade ne signale aucun traumatisme antérieur.

Depuis huit jours, sont survenues des douleurs assez vives dans la bourse droite. Ces douleurs sont continues, sans exacerbation. Elles irradient dans l'aine et dans le bas-ventre. Le malade a remarqué aussi que depuis quelques semaines il a maigri légèrement, mais surtout il devient pâle et perd ses forces et son bon appétit d'autrefois.

A l'examen, on trouve dans la moitié droite du scrotum une tumeur du volume d'une orange. Cette tumeur est piriforme, lourde, indolente. Dans sa partie supérieure, elle est dure, ligneuse; dans sa partie inférieure, au contraire, elle est plus souple, presque molle. Le cordon a conservé son aspect normal et se laisse facilement allonger; il n'y a pas de varicocèle.

Il est impossible de trouver le signe du pincement de la vaginale. A la surface, le scrotum est resté normal; il ne présente ni varicosités, ni adhérences, ni épaississement.

Le testicule gauche est normal. Par le toucher rectal, on constate que la prostate est légèrement plus grosse qu'une prostate d'un homme de trente-trois ans; mais elle est souple et régulière. Il n'y a rien du côté des vésicules.

La palpation de la région lombaire à travers la paroi abdominale antérieure ne permet de déceler aucune tumeur pouvant être interprétée comme un envahissement ganglionnaire.

Huit jours après son entrée, la tumeur a sensiblement augmenté de volume, mais elle paraît entièrement fluctuante, excepté toutefois en bas et en arrière. Elle est translucide à la lumière. Une hydrocèle symptomatique s'est développée dans la vaginale.

Opération le 20 *avril* 1905 (1er *temps*). — Incision des enveloppes au-devant de la tumeur. On ouvre la vaginale d'où s'écoule une assez grande quantité de liquide clair citrin. Le testicule apparaît alors. Il a conservé sa forme habituelle, mais sextuplé de volume. L'épididyme est un peu augmenté et dur surtout au niveau de sa tête. Le cul-de-sac sous-épididymaire persiste.

La surface de testicule est très légèrement bosselée, bleuâtre, comme s'il existait des kystes dans l'épaisseur de l'organe.

Les éléments du cordon sont isolés, attirés fortement en bas et liés au niveau du canal inguinal.

2e *temps*. — La castration est faite en quelques instants. Le malade est alors placé en position dorso-latérale cambrée. Une longue incision est pratiquée sur la paroi latérale de l'abdomen. Celle-ci descend suivant la ligne axillaire antérieure, depuis le rebord costal jusqu'au niveau de la crête iliaque. En haut et en bas, elle s'incurve et suit : d'une part, le bord inférieur du thorax, de l'autre, l'arcade crurale. Les plans de la paroi sont incisés jusqu'au péritoine exclusivement.

On décolle alors le péritoine de la région lombaire, puis de la face antérieure du rein, jusqu'au niveau de la veine cave. Une large valve récline le paquet intestinal contenu dans le sac péritonéal. On peut facilement s'apercevoir à ce moment que la veine cave inférieure est absolument cachée par des ganglions énormes, fusionnés entre eux et mous.

Les vaisseaux spermatiques se perdent dans cette masse et cependant il n'y a pas de varicocèle. L'uretère est resté indépendant et isolé du paquet.

On ne peut enlever, dans le but d'en faire l'examen, qu'un seul ganglion du volume d'un œuf de pigeon et occupant l'extrémité inférieure de la chaîne. Les autres sont absolument adhérents à la colonne et aux vaisseaux.

Cette opération ne donne que très peu de sang. On met quelques ligatures sur de rares vaisseaux qui saignent et la plaie est suturée à deux plans.

Le malade part pour Vincennes, le 18 mai. A ce moment, on constate un léger degré d'œdème des jambes. La masse lombaire n'est pas palpable à travers la paroi. État général précaire.

9 *novembre*. — Le malade est revu. Il a engraissé, son état général est bon. Il a recommencé à travailler comme manœuvre. Il existe des veines sous-cutanées abdominales dilatées surtout à gauche. La région épigastrique est le siège d'une légère douleur. On sent au-devant de la colonne lombaire une masse dure assez volumineuse.

Depuis ce jour, il a été impossible de retrouver la trace de ce malade; mais il est de toute probabilité qu'il a dû mourir dans un délai plus ou moins long. On a appris depuis que le malade est décédé deux ans et demi après l'opération.

La pièce enlevée, ainsi que le ganglion, ont été confiés à mon collègue et ami Chevassu qui, dans sa thèse (*Paris*, 1906-7, observation LX, page 182), a résumé l'observation ci-dessus et publié l'examen histologique suivant :

Coupes d'un épithélioma : Les cellules caractéristiques forment des lobes énormes, séparés les uns des autres par des travées conjonctives dures et épaisses. Mais, dans l'intérieur des lobes, c'est à peine si l'on rencontre quelques fines ramifications conjonctives et il existe des centaines de cellules néoplasiques qui sont pressées les unes contre les autres sans interposition d'aucun élément étranger.

L'examen du ganglion, qui présentait le volume d'une petite noix, montre très nettement un envahissement par les grosses cellules de l'épithélioma séminal. Certains sinus sous-capsulaires sont gorgés de cellules caractéristiques : en quelques points, la structure du ganglion a même complètement disparu; d'ailleurs l'infiltration commence seulement : beaucoup de points du ganglion ne présentent encore aucun envahissement néoplasique.

OBSERVATION II

(1re OBSERVATION DE CUNEO. (*Rev. de chir.*, avril 1910.)

Empruntée à la thèse de Dezarnaulds (Paris, 1906).

X..., 26 ans, entre, le 7 août 1906, dans le service du professeur Poirier, à l'hôpital Lariboisière, pour une tumeur siégeant au niveau du testicule gauche. Dans ses antécédents, on relève simplement une orchite gauche survenue il y a six ans, à la suite d'une blennorragie. Le malade nie avec énergie avoir eu la syphilis quoiqu'il y a quatre ans il ait présenté des symptômes nerveux pour lesquels on lui a fait des piqûres de sels mercuriels, symptômes qui ont depuis disparu.

Il y a un an, le testicule a commencé à grossir très régulièrement sans être douloureux. Les piqûres de sels mercuriels qui ont été faites à ce moment n'ont eu aucune influence sur le développement de la tumeur. En même temps le malade dépérissait : il aurait perdu de 7 à 8 kilogrammes. C'est un homme de taille moyenne, de constitution peu robuste, maigre. A l'examen de la partie malade, on note du côté des bourses quelques varicosités sans importance; la peau est normale, glissant librement sur la tumeur. Celle-ci, du volume du poing, paraît être d'un poids assez grand lorsqu'on la soulève, elle est peu douloureuse. A la palpation, on distingue une masse dure avec des points fluctuants, dans laquelle il est impossible de distinguer nettement l'épididyme et le testicule. Elle n'est nullement transparente. Le canal déférent paraît normal.

L'autre testicule est petit, atrophié. Le toucher rectal ne donne aucun renseignement. Le palper de la fosse lombaire est négatif. Rien aux poumons, rien au cœur, ni sucre ni albumine dans les urines.

On fait le diagnostic de pachyvaginalite et on opère le malade le 11 août 1906. On tombe sur une vaginale saine ne renfermant pas de liquide. Le testicule est gros, lourd ; une incision exploratrice permet d'y déceler des parties solides et des parties ramollies, des kystes renfermant un liquide clair ou un liquide hématique suivant les endroits. On pense à une tumeur du testicule et on referme la plaie.

Nouvelle opération le 26 août 1906 par le docteur Cunéo, aide M. Dézarnaulds. Anesthésie chloroformique.

Incision commençant au niveau du scrotum, remontant le long du canal inguinal, suivant la fosse iliaque à 1 centimètre en dedans de la crête, se dirigeant vers la fosse lombaire, s'arrêtant à 2 ou 3 centimètres de la douzième côte.

On enlève la tumeur testiculaire, on dissèque le cordon et, décollant le péritoine pariétal que l'on récline à droite, on suit l'artère spermatique qui amène sur les ganglions. Ceux-ci sont hypertrophiés, ils sont adhérents au péritoine, on les dissèque et on les enlève.

La dissection fut très facile. Notre malade présentait un gros ganglion, hypertrophié, kystique, adhérent au péritoine, tenant avec lui, n'adhérant pas au plan profond. Ce fut un jeu d'enlever ce ganglion et un de ses voisins hypertrophiés.

Ceci fait, liant la spermatique à ras l'artère rénale, nous la disséquâmes, l'enlevant avec toute sa gaine celluleuse, jusqu'au canal inguinal, enlevant en même temps deux petits ganglions hypertrophiés le long de son trajet dans la fosse iliaque. Nous liâmes le déférent et nous extirpâmes en masse la tumeur et son pédicule.

L'intestin fut remis en place avec le péritoine, et la paroi abdominale fut suturée en trois plans. Premier plan à points séparés au catgut n° 2, sur les muscles. Au niveau du canal inguinal, nous mîmes quelques points profonds, faisant ainsi un véritable Bassini. Deuxième plan sur l'aponévrose. Enfin nous suturâmes la peau au crin de Florence laissant deux petits drains, l'un plongeant vers la fosse lombaire, l'autre vers la fosse iliaque, et s'ouvrant tous deux au niveau de la partie moyenne, Le drainage s'expliquait par ce fait que le ganglion kystique, renfermant un liquide d'aspect purulent, s'était ouvert pendant l'opération.

Les suites opératoires furent excellentes, malgré l'insubordination du malade, qui se levait et s'agitait beaucoup, arrachait son pansement.

Quelques points superficiels suppurèrent à la partie moyenne.

Ablation des fils le dixième jour; le malade se leva le vingtième et sortit guéri le 6 septembre. Sa paroi abdominale paraît solide, sa cicatrice est superbe.

Revu deux mois après, il ne présentait pas trace d'éventration, pas trace de récidive, sa santé était parfaite et il avait engraissé. Deux ans et onze mois après son opération, le malade retourne dans son pays, en Italie.

Examen miscroscopique de la tumeur (Broc). — La tumeur appartenait au type des *embryomes*, c'était une *tumeur mixte*, avec prédominance des éléments cartilagineux, présentant également des kystes épithéliaux.

A un faible grossissement, le fragment de tumeur examiné paraît essentiellement formé par un stroma fibreux contenant des amas cartilagineux, des formations épithéliales et des îlots de tissu myxomateux. Le tissu cartilagineux montre une substance fondamentale présentant les caractères histo-chimiques habituels, les éléments cellulaires sont très nombreux, très rapprochés les uns des autres, et une même capsule renferme souvent plusieurs éléments cellulaires, indice d'une reproduction très active. Les formations épithéliales se présentent sous deux aspects différents : ou bien sous forme d'amas pleins, ou bien de cavités kystiques de dimensions variables, tapissées par un épithélium présentant des altérations considérables dues à la mauvaise fixation de la pièce. Dans les points où il n'est pas trop altéré, il paraît formé de cellules basses, cubiques, avec un noyau très volumineux et un corps protoplasmique de grande dimension.

Certaines des cavités sont remplies par une masse granuleuse. Les amas pleins, plus rares, sont formés de cellules volumineuses avec un protoplasma granuleux et un noyau assez facilement coloré. Le stroma est constitué par du tissu conjonctif adulte, infiltré en certains endroits par du tissu embryonnaire.

Examen microscopique des ganglions (Cunéo). — On a examiné deux ganglions lombaires, un nodule ganglionnaire interrupteur et un ganglion iliaque.

Un des ganglions lombaires est sain, simplement hypertrophié.

L'autre est kystique, renfermant une matière puriforme; on a examiné un fragment étendu de la cavité kystique. Au faible grossissement, la paroi du kyste apparaît comme une bande très colorée, fortement repliée sur elle-même. L'épaisseur en est irrégulière. En certains points, elle forme des bourgeons faisant saillie dans l'intérieur de la cavité; celle-ci contient un détritus granuleux, coloré en rose clair par l'éosine. Au fort grossissement, on constate que la paroi de cette cavité est constituée par un tissu fibreux dont les fibres sont disposées parallèlement à la cavité du kyste. En certains endroits et notamment au niveau des points où l'épaisseur est augmentée, le tissu est infiltré de nombreux éléments lymphoïdes. Le revêtement épithélial est détruit sur presque toute l'étendue de la paroi; ce n'est qu'en quelques points que l'on trouve quelques cellules basses, cubiques, rappelant par leur aspect les cellules des grosses cavités kystiques de la tumeur du testicule.

Le ganglion interrupteur et le ganglion iliaque sont hypertrophiés mais sains.

OBSERVATION III

2e Observation de Grégoire (*In Arch. Chirurgie*, 1908.)

B. J..., cocher, âgé de 42 ans, entre, le 25 mars 1907, à l'hôpita Bichat, dans le service du docteur Picqué, pour une grosseur dans la bourse droite.

Il y a environ dix-huit mois que le malade a remarqué l'augmentation du volume du testicule droit. Cette tumeur a poussé très lentement, sans provoquer aucune douleur, aucune gêne.

Elle présente à l'heure actuelle les dimensions d'un poing. La peau du scrotum est épaissie, il existe des veines distendues dans son épaisseur. Elle n'adhère pas à la tumeur.

Dans son ensemble, la tumeur testiculaire est ovoïde à grosse extrémité inférieure.

Elle est indolore à la palpation. Sa consistance est ferme partout, il n'y a pas de bosselure, on ne peut sentir l'épididyme qui disparaît dans la masse.

Dans la vaginale, on constate l'existence d'une certaine quantité de liquide sous faible tension,

Le cordon est notablement infiltré, il est épaissi et ne peut être facilement étiré.

Rien à la prostate, ni aux vésicules séminales.

La palpation de la région lombo-prévertébrale ne révèle aucune tension, aucune masse profonde.

Opération le 8 *avril* 1907, 1er *temps*. — Castration. Les éléments du cordon sont sectionnés au niveau de l'orifice profond du canal inguinal.

2e *temps.* — Le malade étant placé en position dorso-latérale cambrée, on pratique suivant la ligne axillaire antérieure une *longue incision qui s'étend depuis le rebord costal jusqu'à la crête iliaque. En haut et en bas, cette incision se recourbe vers la ligne médiane et suit d'une part le rebord costal, d'autre part l'arcade crurale sur une longueur de 5 à 6 centimètres environ.* La paroi est incisée jusqu'au péritoine exclusivement. Celui-ci est alors décollé de la fosse iliaque et de la région lombaire en passant au-devant du rein. Au cours de ce décollement, un coup de doigt maladroit perfore la séreuse qui est refermée aussitôt par un court surjet au catgut.

Ce décollement ne donne lieu à aucun saignement. Il est poursuivi jusqu'en avant de la colonne vertébrale, et de la veine cave inférieure. On constate tout autour de celle-ci une masse dure irrégulière, collée contre le plan profond auquel elle adhère intimement. La veine est à peu près cachée par cette masse néoplasique vraisemblablement développée aux dépens des ganglions lombaires. Elle s'étend depuis le hile rénal jusqu'au détroit supérieur.

Toute extirpation serait impossible à tenter. On se contente de prélever un morceau de cette masse pour en faire l'examen histologique.

La paroi est alors refermée par deux plans de suture avec drainage dans l'angle inférieur.

Suites opératoires : normales. — Le malade guérit facilement et sans encombre, et quittait l'hôpital dans les premiers jours de mai.

Deux mois après, c'est-à-dire en juillet 1907, cet homme entrait dans le service du docteur Talamon. Il était considérablement amaigri. Le ventre très distendu était sillonné de veines énormes. On sentait au-devant de la colonne une masse considérable qui cachait à peine une ascite abondante. Les membres inférieurs gonflés d'œdèmes donnaient l'impression de membres d'éléphant. Finalement, il cessa d'uriner et mourut dans les derniers jours du mois.

L'examen histologique : 1° de la tumeur testiculaire, montra que l'on se trouvait en présence d'un *séminome* ; — 2° le morceau pris au niveau de la masse de généralisation lombaire ne rappelait en aucun point la structure d'un ganglion, mais était entièrement formé de cellules absolument semblables à celles de la tumeur principale ; — 3° enfin un examen histologique portant sur le cordon spermatique dans sa portion funiculaire montra au milieu des vaisseaux un noyau néoplasique identiq[illegible] aux précédents et qui présentait à peu près la dimension d'un gr[illegible] de chènevis.

OBSERVATION IV

3e Observation de Grégoire (*Arch. gén. de chir.*, 1910.)

Marcel M..., employé de commerce, entre à Lariboisière dans le service du Dr Picqué le 5 avril 1908.

Il a 21 ans, n'a jamais été malade et paraît robuste et vigoureux. Il n'a aucun antécédent vénérien.

Depuis dix-huit mois il constate que son testicule droit est plus volumineux que l'autre. Cette évolution s'est faite d'une façon absolument insidieuse. A peine si de temps à autre il éprouvait quelques tiraillements dans l'aine droite.

Le testicule droit présente le volume d'un gros œuf. Il est arrondi, un peu irrégulier et absolument indolore. La consistance en est inégale. En arrière et en bas, on sent une partie dure, irrégulière. En avant, la tumeur est plus molle, mais l'exploration en est rendue difficile par un léger épanchement liquide de la vaginale. A la partie supérieure, on perçoit et l'on pince la tête de l'épididyme.

Le cordon est un peu plus volumineux que celui du côté opposé, il paraît légèrement infiltré ; quand on tire sur le testicule, il ne se laisse pas abaisser facilement. Le scrotum a conservé son aspect normal.

On ne sent rien dans la région lombaire. L'état général est excellent. Pourtant le malade trouve qu'il a un peu maigri depuis quelque temps.

Le traitement spécifique a été essayé par acquit de conscience et n'a donné aucun résultat.

Opération le 10 *avril* 1908.— Aide: M. Lemarchal, interne du service.

1er *temps.* — Le malade est placé en position dorso-latérale cambrée, de façon à ouvrir l'espace costo-iliaque. *Une longue incision est pratiquée suivant la ligne axillaire antérieure à droite depuis le rebord costal jusqu'à la crête iliaque.*

En haut et en bas, cette incision se recourbe pour suivre d'une part le rebord thoracique sur une longueur de 4 *à* 5 *centimètres, d'autre part l'arcade crurale sur une longueur de* 6 *à* 8 *centimètres.* Les divers plans de la paroi sont incisés jusqu'au péritoine exclusivement.

Celui-ci est soigneusement décollé de la région lombaire et de la fosse iliaque, puis de la face antérieure du rein droit. On arrive ainsi très facilement et sans aucune hémorragie jusqu'au niveau de la ligne médiane. Une large valve récline en dedans les anses intestinales enveloppées dans le sac péritonéal.

On peut alors très facilement isoler le plexus pampiniforme jusqu'au niveau du canal inguinal, libérer l'uretère, puis, à la sonde cannelée, disséquer la veine cave et la veine iliaque primitive droite depuis le pédicule rénal jusqu'au croisement de l'uretère. Le sujet est maigre et l'on voit facilement sur la veine une chaîne de quatre ganglions allongés, de volume et d'apparence normaux.

Un cinquième ganglion est trouvé sur la veine iliaque primitive au niveau de sa bifurcation.

Ils sont isolés en bloc avec le tissu cellulaire intermédiaire. Deux d'entre eux émettaient par leur face profonde une veinule qui allait directement se jeter dans la veine cave inférieure. Ces veinules ont été pincées et liées avant que les ganglions fussent arrachés.

Un dernier ganglion a été enlevé au niveau de la bifurcation de l'aorte; non pas qu'il paraît malade, mais afin que l'on puisse se rendre compte de sa structure histologique.

La plaie latérale est refermée sans drainage.

2e *temps.* — Le malade est alors remis sur le dos, le scrotum incisé et la tumeur enlevée sans ouvrir la vaginale, les éléments du cordon sont liés et sectionnés dans le canal inguinal.

La plaie scrotale est fermée sans drainage après hémostase minutieuse.

Suites opératoires : normales. — Réunion par première intention. Le malade sort le 2 mai 1908. Décédé, six mois après l'opération, de généralisation pulmonaire.

Revu le 15 *juin* 1908, tout à fait bien portant.

Examen microscopique de la pièce. — La pièce comprend le testicule entouré de la tunique vaginale et les éléments du cordon.

La vaginale paraît un peu épaissie. Elle est opaque et decoloration blanchâtre. A l'incision, la paroi épaisse d'un peu moins d'un centimètre s'affaisse difficilement; il s'écoule une petite quantité de liquide clair, citrin.

Le testicule apparaît doublé de volume. Il est régulièrement hypertrophié. Son albuginée est d'un blanc bleuâtre dans presque toute son étendue. Vers le pôle inférieur, elle prend une couleur d'un rouge foncé. En ce point, la consistance de la tumeur paraît plus considérable. Dans les autres points, le testicule est dur, élastique. L'épididyme, aplati et tendu sur le bord postéro-supérieur de l'organe, a conservé son aspect habituel.

A la coupe, la tumeur testiculaire présente des zones très différentes. En certains points, elle est rouge noirâtre; en d'autres, blanc rosé. L'ensemble est de consistance ferme; au centre existe une zone ramollie.

Les six ganglions enlevés sont de volume normal. Le plus gros, celui qui siégeait au niveau de la bifurcation de l'iliaque primitive, a à peu près les dimensions d'une pièce de 20 centimes en argent. Le plus petit a les proportions d'un grain de blé.

1° *Examen microscopique de la tumeur.* — L'aspect des coupes est extrêmement variable suivant les points considérés. En certains endroits, il existe des espaces tapissés d'épithélium, le plus gros de ces kystes acquiert à peine les dimensions d'une tête d'épingle.

Le stroma de la tumeur est formé de tissu conjonctif qui par place a subi la transformation myxomateuse; ailleurs, il existe une infiltration lymphoïde assez abondante.

Au milieu de ce tissu de soutien, se trouvent des éléments épithéliaux de natures très diverses. Par endroits des aréoles conjonctives mal limitées sont comblées par des amas de grosses cellules rondes ou polygonales, contenant un noyau volumineux fortement coloré et présentant parfois plusieurs nucléoles. A ne considérer que ces régions, on se croirait en présence d'un séminome.

Ailleurs, on trouve des cavités microkystiques à contours irréguliers. L'épithélium que borde ces cavités est formé de très hautes cellules cylindriques à protoplasma absolument clair et dont le noyau tranche par sa coloration intensive. Cet épithélium rappelle le revêtement de l'embryon. Dans d'autres cavités et quelquefois dans la même, le revêtement est formé d'une couche épaisse de petites cellules allongées et superposées sur une grande hauteur, comme cela se voit sur une coupe de système nerveux central embryonnaire.

Diagnostic : *Embryome dégénéré*; *neuro-épithéliome.*

2° *Examen microscopique des ganglions.* — Sur six ganglions examinés, un seul est le siège d'une métastase cancéreuse. C'est celui qui siégeait au niveau de la bifurcation de l'iliaque primitive. Il existe au niveau de sa partie moyenne un noyau du volume d'une tête d'épingle en verre, que sa coloration foncée permet de reconnaître à l'œil nu sur les coupes. Ce noyau est formé de cellules qui rappellent celles de l'épithélioma séminal.

Les autres ganglions sont normaux. Le seul point remarquable est l'épaississement de réticulum des follicules lymphatiques. L'espace clair qui sépare normalement le tissu ganglionnaire des septa conjonctifs est comblé par du tissu fibreux qui remplace ou transforme le réticulum.

OBSERVATION V

Bland Sutton (*The Lancet*, nov. 1909.)

En septembre 1909, un homme de trente et un ans vint me consulter pour une augmentation de volume de son testicule droit, qui avait débuté au mois de février. Les dimensions de l'organe, son poids, son opacité indiquaient nettement qu'il s'agissait d'une tumeur maligne. Le testicule gauche était en ectopie inguinale. Le malade était prêt à supporter toute intervention qui pût lui permettre de guérir. Après une longue préparation, je pratiquai l'opération suivante au Middlesex Hospital.

Ouverture large du scrotum et mise à nu du testicule. Une incision exploratrice pratiquée sue le testicule permet de s'assurer que l'augmentation de volume est bien due à un néoplasme. Le testicule est libéré de ses enveloppes, et le cordon spermatique isolé jusqu'à l'orifice inguinal profond. Après avoir enlevé une bonne partie de la peau du scrotum, on pratiqua l'hémostase des vaisseaux qui saignaient, et le testicule fut enveloppé dans une compresse de gaze stérilisée.

Jusqu'alors l'opération avait été faite à mains gantées. Après ablation des gants, les mains furent soigneusement lavées, et le deuxième temps de l'opération commença.

Large incision de la paroi abdominale droite « au niveau de la ligne semi-lunaire », depuis le rebord costal jusqu'au canal inguinal. Je traversai successivement les diverses couches de la paroi abdominale jusqu'au péritoine.

Une légère traction effectuée sur le testicule permit alors de déceler la situation des vaisseaux spermatiques dans le tissu cellulaire lâche sous-péritonéal. Je les isolai et les liai avec une soie fine au niveau même de leur terminaison dans la veine cave. Le canal déférent et son artère furent liés et sectionnés dans le pelvis. Je rencontrai alors un sac herniaire qui filait dans le cordon spermatique, je liai son pédicule et l'extirpai avec le cordon.

A ce moment, on voyait bien toute la région lombaire sous-péritonéale; ceci me permit d'examiner la zone juxta-aortique droite et de chercher s'il ne s'y trouvait pas de ganglions hypertrophiés. J'en rencontrai un; il était situé sur la veine cave inférieure, au niveau de la troisième vertèbre lombaire. Bien qu'il présentât les dimensions d'une fève, son ablation fut facile. Je cherchai minutieusement s'il n'y avait pas d'autres ganglions, mais ce fut sans succès. C'est à peine s'il s'était accumulé un peu de sang au fond de ma large plaie opératoire. Et je n'eus pas d'autres vaisseaux à lier au cours de l'opération que les vaisseaux spermatiques et que ceux des parois scrotale ou abdominale.

Suture de la musculature de l'abdomen au fil de soie à points séparés; surjet de fine soie sur le scrotum. Je jugeai prudent de drainer pendant vingt-quatre heures.

Les suites furent apyrétiques, la convalescence très rapide, et le malade quitta l'hôpital dix-sept jours après l'opération.

L'examen microscopique du ganglion extirpé (Somerville, Hastings) permit d'y déceler des kystes tapissés par un épithélium cubique ou cylindrique, parfois même stratifié. Quant à la tumeur intrascrotale, elle était formée par un néoplasme kystique occupant l'espace compris entre l'épididyme et le corps du testicule; le tissu glandulaire refoulé formait une calotte au pôle supérieur de la tumeur. (La figure jointe au mémoire de l'auteur montre qu'il s'agit d'une tumeur kystique développée dans le testicule dont une coque est encore nette à la partie supérieure; l'épididyme, complètement respecté, occupe son siège habituel.) Au microscope, la tumeur testiculaire apparaît constituée par un amas de tubes épithéliaux anastomosés les uns avec les autres, et plongés dans un stroma conjonctif riche en cellules; par-ci par-là quelques lobes arrondis de cartilage et quelques fibres musculaires lisses. Les formations épithéliales sont constituées, les unes par un épithélium pavimenteux, les autres par un épithélium cylindrique. Les formations épithéliales sont identiques dans la tumeur testiculaire et dans le ganglion extirpé. Malade revu en août 1911, en très bon état de santé. Revu le 13 mai 1912, même état. Guéri depuis deux ans et sept mois.

OBSERVATION VI

Gosset. (*Rev. de chir.*, avril 1910.)

D..., âgé de 32 ans, relieur, entre, le 30 décembre 1908, à l'hôpital Necker, salle Malgaigne, lit nº 32, pour une tuméfaction du testicule gauche dont le début remonte à trois mois et demi. A cette époque, il s'est, par hasard, aperçu qu'il présentait au niveau du testicule une tuméfaction indolore, provoquant un peu de gêne et de pesanteur, surtout vers la fin de la journée. L'augmentation de volume de cette tumeur a toujours été progressif, mais assez rapide pour atteindre en deux mois le volume d'un œuf de poule. Depuis lors, la tumeur reste stationnaire.

A *l'examen*, on constate que toute la partie gauche du scrotum est soulevée par une tumeur lisse, régulière, sans modifications de la vaginale (absence d'hydrocèle) ni de la peau. On délimite mal ce qui appartient au testicule et à l'épididyme. Les deux organes forment une masse unique, de consistance partout uniforme, assez dure.

Une pression intense exercée en bas et en arrière de la tumeur provoque un peu de douleur.

Les éléments du cordon paraissent intacts, on y sent nettement les battements de l'artère spermatique.

La palpation la plus attentive de la fosse iliaque gauche et de la région lombo-aortique ne permet de déceler aucune masse ganglionnaire.

Le toucher rectal montre que la prostate et les vésicules séminales sont normales.

La santé générale est bonne; on ne note pas d'amaigrissement.

Pas d'antécédents syphilitiques.

L'examen des poumons, du cœur, du système nerveux ne révèle rien de spécial. Urines normales.

Le malade est soumis, sans aucun résultat du reste, à un traitement mercuriel poursuivi pendant trois semaines (trois piqûres d'huile grise).

Opération pratiquée le 6 février 1909 par Gosset avec l'aide de M. Pascalis, interne du service; le chloroforme est administré par le docteur Boureau. Assistaient à l'opération les docteurs Chevassu et Gernez.

On pratique l'ablation du testicule gauche et une coupe longitudinale de la tumeur faite immédiatement par le docteur Herrenschmidt, chef du laboratoire, et par le docteur Chevassu, montre qu'il s'agit manifestement d'un épithélioma du testicule.

On se met alors en devoir de pratiquer l'ablation des ganglions lombo-aortiques gauches. Pour cela, le malade étant couché sur le côté droit, un billot dans l'intervalle costo-iliaque droit, on mène une longue incision cutanée depuis l'orifice inguinal externe jusqu'au rebord costal. Cette incision, qui est d'abord tracée parallèlement à l'arcade crurale gauche et à deux travers de doigt au-dessus d'elle, passe un peu en dedans de l'épine iliaque antéro-supérieure et finalement aboutit au rebord costal inférieur sur lequel elle empiète, au niveau de la ligne axillaire. Les trois muscles larges de l'abdomen sont incisés suivant ce tracé, puis on procède au décollement, du reste très facile, du péritoine qui est repoussé vers le droite avec toute la masse intestinale qu'il cache et protège.

Revenant au cordon, on suit alors de bas en haut ses éléments, on sectionne le déférent au point où il croise le détroit supérieur et on se laisse guider par les vaisseaux spermatiques.

On est ainsi conduit sur un premier groupe ganglionnaire composé de trois ganglions, situé au niveau de la bifurcation de l'iliaque primitive les ganglions sont enlevés aisément et disons de suite que les examens histologiques les ont montrés indemnes de tout envahissement néoplasique.

Continuant à décoller de bas en haut les vaisseaux spermatiques on arrive jusqu'au hile du rein gauche et l'on sent battre sous le doigt l'artère rénale et l'aorte abdominale. Au niveau du siège anatomique des ganglions testiculaires, on trouve trois ganglions hypertrophiés, superposés dans le sens vertical et dont le moyen, du volume d'une noisette, est particulièrement induré. Le long de l'uretère gauche, à 5 centimètres au-dessous du pédicule rénal, on enlève un quatrième ganglion, de même volume que le précédent, et également induré.

On met trois ligatures au catgut fin sur de petits vaisseaux périrénaux et on termine, après avoir mis un drain dans la cavité rétropéritonéale, par la fermeture de la paroi, à la soie fine, en deux étages.

Durée de l'opération : quarante-neuf minutes.

Quantité de chloroforme administrée : 33 centimètres cubes.

Les *suites opératoires* ont été des plus simples; le malade s'est levé au quinzième jour.

Actuellement, dix mois après l'opération, l'état local est tout à fait satisfaisant. La palpation attentive de l'abdomen ne montre aucune trace de récidive ganglionnaire.

L'*examen histologique* a été pratiqué par le docteur Herrenschmidt, chef de laboratoire du professeur Delbet. Il a bien voulu nous remettre la note suivante :

Pièce 992. Tumeur du testicule, ganglions lombaires.

« Tumeur très homogène, molle, composée presque entièrement de cellules et de très peu de tissu de soutien. Zones de dégénérescences ou d'hémorragies très peu étendues.

« A un faible grossissement : la masse cellulaire est traversée par quelques travées conjonctives ramifiées et entreanastomosées, qui divisent la coupe en petits territoires de forme irrégulière. Ces travées renferment presque toutes des vaisseaux. Dans le fond clair, on distingue des zones circonscrites plus foncées, qu'un plus fort grossissement démontre être des amas lymphoïdes.

« Détails de structure : les traînées lymphoïdes accompagnent souvent les travées de soutien, mais elles peuvent aussi être indépendantes, formant des îlots de lymphocytes perdus au milieu des cellules cancéreuses.

« Les cellules propres du néoplasme sont toutes semblables à elles-mêmes : elles sont grandes, possèdent un noyau rond ou ovoïde central, un protoplasma tout à fait transparent ou plutôt condensé à la périphérie de la cellule, de telle sorte que chacune d'elles ayant un bord marqué fait avec les voisines une mosaïque très régulière.

« On trouve quelques noyaux picnotiques, pas de mitoses; quelques cellules à protoplasma plus apparent, acidophile.

« En certains points de la périphérie, on trouve encore des tubes séminifères aplatis avec un revêtement de cellules épithéliales très claires ne rappelant plus l'épithélium séminipare sain.

« *Ganglions iliaques* : aucune invasion néoplasique; un peu de réaction scléreuse (?).

« *Ganglions lombaires* : sont tous envahis par la périphérie par les mêmes cellules néoplasiques claires s'enfonçant dans le ganglion comme des coins.

« *Epididyme.* — Les premiers tubes charrient des cellules cancéreuses; à leur contact, la cellule épididymaire devient plus haute, plus acidophile et végète sur deux ou trois assises.

« *Cordon.* Rien. »

Le malade revu fin octobre 1911 était en parfait état de santé deux ans et dix mois après l'opération.

OBSERVATION VII

FREDET. (*Rev. de chir.*, avril 1910.)

Il s'agit d'un sujet de vingt-sept ans, hospitalisé dans le service de mon maître M. Arrou; offrant les signes classiques d'un néoplasme du testicule gauche. Énorme testicule, sur lequel il est impossible de reconnaître l'épididyme; cordon volumineux infiltré, facile à suivre dans le trajet inguinal, avec artère spermatique battant fortement. On sent, en outre, dans la fosse iliaque, sur le trajet des vaisseaux spermatiques, un peu au-dessous de l'épine iliaque antérieure et supérieure, une masse dure et mobile. La recherche de ganglions perceptibles dans la région lombaire ou au-devant de l'aorte est absolument négative.

Aucune trace de syphilis ou de tuberculose.

Le malade, charretier de son état et peu observateur, n'a remarqué le développement anormal de son testicule que depuis peu de temps. Comme il n'en souffre pas, il ne porte d'ailleurs à ce fait qu'une médiocre attention.

Opération le 24 avril 1909, avec l'aide de M. Gernez.

Dans un *premier temps*, je pratique la *castration*, au moyen d'une incision longitudinale conduite sur le scrotum et prolongée sur le trajet inguinal. Deux pinces de Kocher étreignent le cordon au niveau de l'orifice inguinal, et le cordon est sectionné entre elles, au thermocautère.

Le moignon supérieur est soigneusement entouré d'une compresse de gaze pour éviter la contamination possible des tissus avoisinants.

Avant d'aller plus loin, le testicule est remis à un aide qui le fend longitudinalement, afin de vérifier l'exactitude du daignostic. Celui-ci étant incontestable, on passe *au deuxième temps*, c'est-à-dire à l'*extirpation du cordon, des vaisseaux spermatiques et des ganglions*.

L'*incision* inguinale est prolongée, puis recourbée à angle obtus au niveau de l'épine iliaque antérieure et supérieure; on la conduit parallèlement à l'axe du corps jusqu'au rebord du thorax; elle est enfin ramenée le long de celui-ci, vers la ligne médiane, jusqu'au bord externe du muscle droit.

La peau et les muscles sont sectionnés jusqu'au péritoine exclusivement. Hémostase immédiate, par ligature au catgut, de nombreux troncs vasculaires.

Dans la partie haute de la brèche, la péritoine est décollé, sans difficulté, de la paroi abdominale latérale et postérieure. Il se produit seulement une petite déchirure qui est réparée, sur-le-champ, au moyen de deux points de suture.

Dans la partie basse, l'isolement est rendu difficile, au niveau de la fosse iliaque, à cause de l'adhérence présentée par le cordon des vaisseaux spermatiques avec le péritoine. Cette adhérence correspond à la masse dure qui avait été sentie par la palpation. On est obligé de réséquer un large segment du péritoine, jusque sur le bord du côlon iliaque, dont il faut enlever la musculeuse sur une petite étendue. Le trou ouvert dans le péritoine est bouché assez péniblement, au moyen d'un surjet au catgut. Le canal déférent est poursuivi dans le petit bassin et coupé aussi loin que possible. Chemin faisant, on isole et enlève avec lui un ganglion sain entre l'artère et la veine iliaques externes.

Ceci fait, le péritoine, entraînant l'uretère, est refoulé en dedans avec la masse intestinale. Le cordon des vaisseaux spermatiques peut être dégagé et relevé. Il est très volumineux; on y sent plusieurs noyaux durs; l'artère spermatique, flexueuse, est aisément reconnaissable.

La *veine spermatique* est liée, puis coupée *au ras de la veine rénale*, *l'artère* liée et sectionnée *à son origine sur l'aorte*, tout cela très facilement. Au niveau de l'émergence de l'artère spermatique, *un ganglion* est enlevé isolément, et mis immédiatement dans le liquide conservateur. La région est parfaitement nettoyée entre la veine rénale et l'aorte. On s'efforce de mettre en vue la face antérieure de l'aorte. Le doigt sent, au-devant de ce vaisseau, à la limite de la partie accessible, une masse arrondie, dure, du volume d'une amande, qui doit vraisemblablement correspondre à un *ganglion préaortique*. Mais l'adhérence est si intime avec l'aorte qu'on arracherait celle-ci plutôt que d'amener la masse suspecte. On est donc forcé de l'abandonner.

Réparation de la plaie. — Suture des muscles au catgut, suture de la peau aux crins. Les crins sont passés profondément, de façon à étreindre les muscles en même temps que la peau. Par crainte d'un suintement sanguin, on glisse un gros drain court entre le péritoine et la paroi musculaire, au niveau de la région inguinale; un petit drain dans le scrotum.

En somme, l'opération a permis d'extirper tout le mal apparent *sauf une masse suspecte préaortique*. Cette intervention *aurait été facile*, sans l'adhérence du cordon, des vaisseaux et de la masse y contenue, au péritoine et au côlon.

Suites opératoires. — Dans la journée, le malade a semblé assez shocké par l'acte opératoire. Le soir, la température rectale est tombée à 36°,4 avec pouls à 72. On injecte 400 grammes de sérum. Mais, dès le lendemain, la température et le pouls remontent; le malade rend des gaz, urine suffisamment, etc. Néanmoins, nous avons été frappé par *la grande gêne respiratoire*, pendant les premiers jours. Il est possible que ces troubles tiennent pour une part, au moins au début, aux lésions produites sur des branches du plexus solaire. Mais il nous semble qu'elles avaient pour cause principale la *paralysie de toute la moitié droite de la paroi abdominale*, énervée par la section énorme qu'on est obligé de faire pour s'ouvrir une voie d'accès.

Durant la même période, les *évacuations intestinales* étaient *des plus difficiles*.

La convalescence a été assez rapide. Vers le quinzième jour, on ne pouvait plus garder le malade au lit.

Le vingt-cinquième jour (19 mars), le malade pèse 64 kilogrammes.

Il est revu en très bon état, le 23 juin, pesant 72 kilogrammes.

En novembre, l'état général est encore bon, mais le sujet se plaint de *douleurs lombaires*, prédominant à gauche. A la palpation, on reconnaît une *masse dure*, de contour assez régulier, fixée aux plans profonds, un peu en dedans de l'épine iliaque antérieure et supérieure (c'est-à-dire dans la *région où existait un noyau adhérant* au péritoine et au côlon).

Très haut, au-dessus de l'ombilic, on sent aussi une *masse prévertébrale*

brale, tenant aux plans profonds et débordant surtout à gauche (c'est-à-dire dans la *région du ganglion préaortique*, qu'il avait été impossible d'extirper). En un mot, il semble y avoir une *récidive* en un point où toutes les lésions paraissaient avoir été supprimées et une *continuation* de l'évolution en un point où force avait été de les respecter.

Le malade est actuellement (21 décembre 1909) à la campagne, ce qui m'a empêché de le présenter à la Société. Je ne puis donc montrer que les pièces.

Examen de la pièce. — *Pièces macroscopiques* conservées dans le formol. Testicule : 15 centimètres de longueur sur 8 centimètres de large, fendu en long. Masse homogène sans trace de tissu testiculaire.

Cordon gros, irrégulier (sectionné en trois tronçons). La masse qui adhérait au péritoine a été fendue, ainsi qu'un noyau plus haut situé. Grosse artère flexueuse. Grosse veine.

Préparations microscopiques. — Les fragments destinés à l'étude histologique ont été prélevés dès que la pièce a été extirpée et déposés soit dans le sublimé acétique (Sa), soit dans le liquide de Dominici (D) : 177, échantillon provenant de la partie basse du testicule ; 178, échantillon provenant de la partie haute ; 179, échantillon provenant de la masse adhérente de la fosse iliaque ; 180, ganglion juxta-aortique.

Les coupes ont été colorées soit au bleu polychrome pur, soit au Van Gieson, soit à l'hématoxyline-éosine.

Pièce 177. *Partie inférieure de la masse testiculaire.* — Aucune trace du testicule proprement dit. Stroma peu abondant ; cellules polyédriques à protoplasma clair. Noyau arrondi peu dense. De place en place, on trouve de grandes cellules polynucléées, à protoplasma finement granuleux, se colorant facilement par l'éosine, à noyaux vivement colorés.

Ce sont là les caractères du séminome.

Pièce 178. *Partie supérieure de la masse testiculaire.* — On y retrouve les mêmes éléments épithéliaux. Mais le stroma fibreux est plus dense et contient en certains points des canaux revêtus d'un épithélium cilié à une seule couche. Ces canaux répondent, sans doute, à des cônes efférents ou à l'épididyme.

Pièce 179. *Masse iliaque adhérente au péritoine.* — Mêmes caractères que dans la tumeur testiculaire. Comme on a décrit chez le jeune des nodules interrupteurs en ce point du cordon des vaisseaux spermatiques, j'ai cherché attentivement s'il existait des traces de tissu ganglionnaire, mais je n'en ai point trouvé. J'ai soumis la pièce à MM. Brault et Letulle. M. Brault n'a pas pu se prononcer sur la question de savoir s'il s'agissait d'un ganglion avec métastases. M. Letulle reste également dans le doute, mais avec tendance à nier l'existence d'un ganglion.

Pièce 180. *Ganglion juxta-aortique.* (Deux préparations.) — Sur certaines pièces, le ganglion paraît absolument indemne. Sur d'autres, au contraire, la coupe offre tous les caractères de la tumeur primitive. Si l'on n'était prévenu, on croirait qu'il s'agit de deux préparations provenant d'organes différents, tant la différence est frappante.

OBSERVATION VIII

1re Observation de Chevassu. (*Rev. de chir.*, avril 1910.)

E. R..., 42 ans, entre, le 3 juillet 1909, à l'hôpital Saint-Louis, dans le service du docteur Rieffel que je remplace; il présente dans son scrotum droit une tumeur des dimensions d'une tête de nouveau-né.

Le début de l'affection remonte, semble-t-il, à deux années et demie. Le malade a, vers cette époque, constaté que son « testicule » droit devenait dur et grossissait. Au bout d'un an (mars 1908), le testicule avait acquis les dimensions « d'un gros œuf de pigeon ». Il a commencé alors à devenir gênant, et a continué à grossir d'une façon progressive.

En mai 1909, le malade a consulté le docteur Danlos qui a prescrit un traitement antisyphilitique. Les antécédents syphylitiques sont, en effet, manifestes ici. Le malade a contracté, à l'âge de dix-huit ans, un chancre induré, dont on aperçoit encore la légère cicatrice au niveau du sillon balanique; des plaques muqueuses ont suivi; le malade a été soigné pendant six mois et n'a pas présenté depuis d'autre accident.

Donc, en mai 1909, M. Danlos prescrivit huit piqûres de salicylate de mercure; puis il fit prendre, en juin, 6 grammes d'iodure de potassium par jour. Aucune régression ne s'ensuivit. C'est dans ces conditions que le malade est entré en chirurgie.

Examen le 4 juillet. — Le scrotum droit est volumineux, sa peau distendue, de grosses veines la parcourent.

La tumeur qui remplit le scrotum est ovoïde, légèrement piriforme, à pédicule supérieur. Elle est en grande partie fluctuante, donnant l'impression d'un liquide peu tendu. Mais la partie postérieure et inférieure est dure; le passage de la zone dure à la zone molle se fait très brusquement.

En déprimant la zone molle, on arrive facilement à sentir sous elle une masse dure. L'existence d'un gros testicule enfoui sous une hydrocèle peu abondante est manifeste.

La portion extra-vaginale de ce gros testicule, celle qui constitue la zone dure postéro-inférieure, a une consistance très ferme, non élastique, partout égale, et presque complètement insensible.

Comme la tumeur remonte très haut vers l'orifice inguinal, il est difficile de palper le cordon au-dessus du néoplasme; il est très volumineux, et donne dans son ensemble une impression de mollesse au milieu de laquelle les divers éléments fuient sans qu'il soit possible de les explorer convenablement. Le malade prétend d'ailleurs qu'il a, de ce côté, depuis longtemps, une hernie; on ne sent cependant aucune impulsion par la toux.

Pas de transparence.

Le testicule opposé est normal; il présente son habituelle sensibilité. Toute exploration sérieuse de l'abdomen est impossible; le malade est franchement obèse, il pèse 107 kilogrammes. On peut seulement affirmer qu'on ne sent rien d'anormal dans la zone des ganglions tributaires du testicule.

L'état général est parfait. Tous les appareils semblent fonctionner normalement.

En présence de ce « gros testicule », indiscutable, le diagnostic le plus probable de beaucoup était celui de néoplasme. Malgré la netteté des antécédents spécifiques, les testicules syphilitiques de si volumineuses dimensions sont assez exceptionnels; l'échec du traitement plaidait également en faveur du cancer, bien qu'il n'ait pas toujours une action manifeste sur les gros syphilomes hypertrophiques du testicule. Je conclus donc : néoplasme — tout en faisant pour la syphilis la réserve d'usage. — Tout nouveau traitement spécifique était d'ailleurs inutile et il n'y avait pas de temps à perdre.

Malgré l'extrême embonpoint du sujet, qui pèse, je le rappelle, 107 kilogrammes; malgré la localisation à droite du néoplasme, qui rend l'intervention beaucoup plus délicate, je me décide à tenter l'extirpation des ganglions lombaires, opération dont j'attendais depuis longtemps l'occasion. Le malade, examiné le 4, est donc préparé comme pour une laparotomie, et l'opération est pratiquée trois jours après, le 7 juillet.

Opération le 7 juillet 1909. Opérateur, M. Chevassu. Aides, MM. Ribérol et Carnot, internes du service. Toutes les mains sont gantées.

1er *temps*. Incision inguino-scrotale; énucléation de la tumeur; ouverture de la vaginale d'où s'écoule une assez grande quantité de liquide jaune brun; énucléation du testicule qui est énorme; l'épididyme, très reconnaissable, est étiré sur sa face postérieure.

Le testicule est placé sur un champ qui enveloppe le cordon; un coup de bistouri fend légèrement sa face antérieure. L'aspect est celui d'un séminome très caractéristique. Le testicule est immédiatement enveloppé dans son champ, et on sectionne le cordon entre deux pinces, sur une compresse immédiatement jetée.

Les quelques instruments qui ont pu toucher le néoplasme sont mis de côté — les mains gantées sont lavées — pendant qu'on place la malade sur le côté gauche, presque de champ, un coussin étroit refoulant le plus possible le flanc gauche.

2e *temps*. Incision abdominale partant du rebord thoracique, au niveau de la ligne axillaire, descendant verticale jusqu'à 2 centimètres de la crête iliaque, et s'inclinant en avant et en dedans, parallèle à l'arcade crurale, pour aller rejoindre l'incision inguino-scrotale. On traverse d'abord une couche de graisse épaisse de 5 centimètres environ. Puis j'entreprends la section des muscles, qui saignent abondamment, surtout vers le haut. Je vais avec précaution en arrivant vers le péritoine, et j'incise la dernière couche musculaire sur mon doigt qui décolle de bas en haut le péritoine à partir du cordon. Le péritoine est d'ailleurs doublé par une couche graisseuse sous-péritonéale d'une épaisseur telle que l'ouverture du péritoine était ici particulièrement facile à éviter. Dès que la couche musculaire est complètement incisée, la main, glissant dans le tissu cellulaire vers la colonne vertébrale, amorce le décollement du sac péritonéal.

Isolement du cordon. Je constate d'abord que le malade ne présentait pas dans sa région inguinale la hernie qu'il prétendait avoir. Je suis le cordon de bas en haut, l'isolant à la fois du sac péritonéal qu'on relève progressivement, et du tissu cellulaire de la fosse iliaque. A mesure que j'avance dans la profondeur, l'action de l'aide placé en face de moi, dont la main gantée récline en dedans le sac péritonéal, devient plus utile. Je sectionne entre deux pinces le pédicule déférentiel vers le détroit supérieur, je m'assure qu'il n'existe pas de ganglion perceptible vers la partie supérieure des vaisseaux iliaques externes, puis, remontant derrière le cæcum, derrière le côlon que l'aide récline dans leur sac péritonéal, j'atteins le pôle inférieur du rein.

A ce moment, à l'aide placé en face de moi s'en adjoint un autre à ma gauche, qui récline le rein en dehors. Entre le rein récliné par une main en dehors, et le sac pérotinéal récliné par deux mains en dedans, jusque vers la ligne médiane, on voit parfaitement la région opératoire : immédiatement en dedans du rein, l'uretère; plus en dedans, une masse d'aspect graisseux. Au toucher, cette masse jaunâtre est assez dure, ovoïde, haute de 4 centimètres environ; c'est certainement *un volumineux ganglion qui masque complètement la veine cave inférieure.*

Très doucement, avec d'infinies précautions, je décolle du bout de l'index, et de bas en haut, le ganglion qui semble adhérer à la profondeur; petit à petit pourtant il se laisse soulever, et bientôt son décollement est facile. Il est enfin libéré sans qu'aucune hémorragie appréciable se soit produite; à sa place apparaît maintenant la veine cave, dont la face antérieure est complètement dénudée sur une hauteur de quatre bons centimètres.

Je continue alors à écarter, avec l'extrémité du doigt, la graisse qui recouvre la veine cave au-dessous de cette zone la première dénudée. Je palpe avec précaution la graisse, pour voir si elle ne présente pas d'induration anormale; je descends ainsi jusqu'au niveau de la bifurcation de l'aorte sans avoir rien vu ni rien senti d'anormal.

En dehors, au contact du rein, certains lobules de graisse semblent présenter une consistance anormalement ferme; je les enlève avec le doigt. Il semble à ce moment qu'il ne reste plus rien que de normal dans la région. Je me décide alors à sectionner le cordon entre deux pinces après l'avoir divisé en deux pédicules, un qui va devant la veine cave, l'autre qui remonte en dehors d'elle vers le hile du rein. Je n'ai pas cherché à ce niveau à lier séparément l'artère et la veine spermatiques; le pédicule que j'avais isolé formait en dedans du rein une lame graisseuse assez diffuse. Double ligature au catgut.

e cordon sectionné — il gênait un peu le champ opératoire vers le haut — il devient plus facile d'explorer la veine cave au-dessus de la zone précédemment dénudée.

Je découvre ainsi *un nouveau ganglion*, situé au-dessus et à gauche du précédent, présentant la même consistance et les mêmes dimensions que lui; il est à cheval sur la veine cave et sur l'aorte. Je le décolle au doigt avec les mêmes précautions que le premier, mais plus difficilement, car ses adhérences sont beaucoup plus intimes; un instant, il me semble que je ne parviendrai pas à l'enlever; j'arrive cependant à le décoller doucement, et je finis par l'avoir dans la main sans qu'aucune hémorragie se soit produite. Cette nouvelle masse enlevée (elle est formée par deux ganglions superposés), la veine cave se trouve dénudée sur une hauteur de 10 centimètres environ dans la région qui répond à la moitié inférieure du rein — et sur toute sa largeur. On ne sent rien d'anormal plus haut. Rien ne saigne dans la profondeur.

Les aides cessent leur écartement — tout rentre en place. On lie les vaisseaux pincés dans la paroi. Avant de suturer les muscles, je fais écarter de nouveau pour m'assurer que rien n'a saigné au fond de la plaie. Tout est parfait. Je place, dans le tissu cellulaire décollé, un gros drain qui s'avance assez loin dans la profondeur, tout en se tenant à bonne distance de la veine cave.

Suture de la paroi musculaire dans la portion verticale de l'incision et la moitié externe de l'incision inguino-iliaque; deux plans successifs de gros catgut. Suture de la peau au gros fil d'argent; crins intermédiaires, — pansement.

On replace le malade en position dorsale, et on s'occupe de suturer la partie inférieure de l'incision. Je constate alors qu'il existe dans la zone iliaque, directement en arrière de l'arcade crurale, plusieurs ganglions assez gros et assez durs qui s'étagent parallèles aux vaisseaux iliaques externes. J'enlève, aux fins d'examen microscopique, le plus bas situé de ces ganglions, qui est notablement plus petit et plus mou que les ganglions enlevés dans la région lombaire. — J'estime d'ailleurs, *a priori*, que ces ganglions, vu leur siège, ne sont pas néoplasiques.

Suture de la musculature inguinale en un seul plan. Fermeture du scrotum dans lequel on place un petit drain.

Suites opératoires. — Le soir de l'opération : T. 36°8, P. 80. Sérum, 500 grammes. Le lendemain, 8 juillet : matin, T. 36°6, P. 100. Les traits sont un peu tirés — le pouls un peu faible — le malade ne se plaint pas, 500 grammes de sérum. Soir, T. 36°8, P. 108.

Le 9 juillet : matin, T. 36°8, P. 112. L'état général est bon. La plaie a saigné assez abondamment; le pansement est traversé. Je change le pansement, raccourcis le drain abdominal, et constate que le malade, à verge extrêmement courte, a abondamment uriné dans son pansement. Nettoyage de la partie inférieure de la plaie à l'eau oxygénée. Le soir, T. 38°4.

Le 10 juillet : matin, T. 37°5, P. 90. Soir, T. 37°8.

Pendant six jours, la température est restée un peu au-dessus de la normale, oscillant entre 37°3 et 37°8, et atteignant encore 38° le septième jour — tandis que le pouls retombait progressivement à 80. L'ascension légère de température a coïncidé avec une infection de la partie inférieure de la plaie souillée par l'urine, jusqu'à l'orifice du drain supérieur; cet orifice, dont les parois s'étaient indurées, mit plusieurs semaines à se fermer complètement. Les fils avaient été enlevés successivement du dixième au quinzième jour.

Le malade s'est levé au bout d'un mois seulement, et il est sorti complètement guéri, le 28 août; il pesait au moment de sa sortie 118 kilogrammes.

Il a été présenté à la Société de chirurgie, en parfait état, le 1er décembre 1909.

Examen des pièces. — Le testicule extirpé mesure 12 × 10 × 8 centimètres.

L'épididyme est en arrière, étiré, mais complètement respecté par le néoplasme. Il y a des dépôts de fibrine, avec un début de pachyvaginalite hémorragique sur certains points de la cavité vaginale. Celle-ci était anormalement développée vers le haut, présentant un diverticule funiculaire jusque vers le canal inguinal.

Sur les coupes, tant macroscopiques que microscopiques, l'aspect est celui de l'*épithéliome séminal ou séminome* : grosses cellules pressées les unes contre les autres, noyaux régulièrement volumineux, protoplasma peu colorable; les cellules néoplasiques sont disposées par petits nids.

J'ai pratiqué toute une série de coupes sur le cordon, à des hauteurs variables, sans y rencontrer autre chose d'anormal qu'une assez abondante infiltration d'éléments lymphoïdes, surtout autour des vaisseaux, bourrant apparemment autant de lymphatiques dont quelques-uns au moins sont très reconnaissables. Cette infiltration lymphoïde se continue, bien que moins marquée, jusqu'à la partie supérieure du cordon.

J'ai examiné avec un soin particulier *les trois ganglions* extirpés dans la région aortico-cave. Tous trois présentent les stigmates d'une activité intense : les centres germinatifs sont extrêmement apparents, et les cordons folliculaires sont bourrés de gros éléments leucocytaires qui se trouvent particulièrement accumulés dans les sinus sous-corticaux. Cette inflammation ganglionnaire rend particulièrement délicate la recherche de l'envahissement néoplasique étant donné que les cellules de l'épithéliome séminal ressemblent d'assez près à certains gros leucocytes mononucléaires.

Par l'étude comparative des cellules de la tumeur primitive et de celles qui infiltrent les ganglions, j'ai pu m'assurer que *deux au moins des ganglions présentent un début d'envahissement néoplasique* : ce sont les deux ganglions qui se trouvaient à cheval sur l'aorte et la veine cave. En une zone assez étendue de leur périphérie, ils présentent tous deux une infiltration de leurs sinus sous-capsulaires par des cellules très volumineuses, à gros noyau, à protoplasma restreint contrastant avec les leucocytes voisins, de dimensions plus réduites, et surtout à noyaux moins volumineux. Mais l'envahissement est, en somme — du moins dans les points que j'ai examinés — tout à fait à son début.

Le ganglion situé sur la veine cave — le plus volumineux des trois présente des traces d'inflammation plus intense encore que les deux précédents. Mais au milieu de l'infiltration leucocytaire qu remplit ses cordons folliculaires et ses sinus sous-capsulaires, je n'ai pu déceler aucun amas de grosses cellules à aspect franchement néoplasique comme dans les deux autres ganglions.

Quant au ganglion iliaque prélevé, et qui avait semblé volumineux, il était constitué par une couche épaisse de graisse entourant un ganglion très allongé, très étroit, mal limité, et envahi par une sclérose intense, mais sans aucune trace d'élément néoplasique.

J'ajoute qu'un nodule de la graisse périrénale, qui avait semblé sous le doigt présenter une certaine induration, n'a rien montré d'anormal à l'examen microscopique. Revu le 22 janvier 1911, en parfait état de santé. Revu le 20 mai 1912, même état; travaille douze heures par jour. Pèse 107 kilos. Guérison depuis deux ans et dix mois.

OBSERVATION IX

2e Observation de Chevassu. (*Rev. de chir.*, avril 1910.)

C. R..., 31 ans, se présente, le 2 novembre 1909, à la consultation de chirurgie de l'hôpital Beaujon, porteur d'une tumeur du scrotum gauche apparue en août 1908.

Le malade, qui n'accuse ni blennorragie ni syphilis antérieures, a commencé à souffrir dans l'aine il y a quinze mois; au bout d'une quinzaine de jours, il a constaté que son testicule était devenu anormalement dur. Un médecin consulté diagnostiqua « un effort », et prescrivit cataplasmes et bains de siège, mais les douleurs continuèrent, cependant que le testicule se mettait à grossir lentement. Au début de février, un autre médecin vit le malade, porta le diagnostic de varicocèle, et conclut à l'abstention de toute thérapeutique. A ce moment les douleurs disparurent, mais la tumeur continuait à croître. Il y a huit jours, un troisième médecin a diagnostiqué une hydrocèle. Mais depuis avant-hier le malade recommence à souffrir, c'est ce qui l'amène à la consultation.

Dans le scrotum gauche existe une masse piriforme à pédicule supérieur, présentant une hauteur de 7 centimètres environ; sa surface semble tout à fait lisse. La consistance est variable; dans la plus grande partie de son étendue, la tumeur est assez molle et franchement fluctuante, mais à ses deux pôles il existe une calotte plus ferme, donnant assez nettement l'impression d'une grosse tête et d'une grosse queue épididymaires, d'autant plus que la calotte supérieure est séparée par un léger sillon du reste de la tumeur. La palpation est peu douloureuse, elle n'éveille en aucun point la sensibilité testiculaire. Il n'existe pas de transparence.

Le cordon est peu élastique et un peu plus gros que celui du côté opposé; on y distingue nettement en arrière un canal déférent normal, plus en avant les battements de l'artère spermatique.

La prostate et les vésicules séminales sont normales, l'urètre aussi; rien de perceptible dans l'abdomen; pas de ganglions sus-claviculaires; l'état général est bon, bien que le malade prétende avoir maigri d'un kilogramme en trois mois.

Le diagnostic était fort embarrassant. L'hypothèse d'un gros épididyme avec vaginalite paraissait la plus probable : je n'étais pas parvenu, en effet, à pincer la vaginale à la surface de la tumeur, ni un épididyme plus ou moins normal à son pôle supérieur.

Mais en regardant les choses de plus près, en suivant les éléments du cordon, je vis qu'au lieu d'aborder la partie supérieure du testicule en dedans de la calotte dure qu'on pouvait prendre pour une grosse tête épididymaire, ils l'abordaient en passant en dehors de ce soi-disant épididyme. Ce n'était donc pas l'épididyme, lequel est normalement externe par rapport au cordon. Cherchant alors celui-ci en dehors de l'implantation du cordon, sur le flanc externe de la tumeur, je découvris tout d'un coup un cordon oblique, des dimensions d'un épididyme, qui roulait sous le doigt d'arrière en avant et qu'on ne sentait bien qu'en se plaçant au côté opposé à la tumeur;

mais alors on le sentait parfaitement, on appréciait même très bien, appendue à la tête, une hydatide très mobile (voir le schéma pris au cours de l'examen clinique, fig. 6). Dès lors il devenait certain que l'affection ne ressortissait plus ni à un gros épididyme, ni à une vaginale distendue, mais à un *gros testicule*; jamais le *pincement de l'épididyme* n'avait été plus utile au diagnostic.

Ayant porté le diagnostic de gros testicule — à peu près égal, dans le cas particulier, à celui de néoplasme (pas d'antécédents spécifiques, consistance très molle, etc.), — je décidai le malade à entrer le jour même à l'hôpital. M. Bazy voulut bien me confier le traitement de ce malade qui m'intéressait spécialement, ce dont je lui manifeste ici ma vive reconnaissance — et l'intervention fut pratiquée le plus vite possible, le 6 novembre; elle se présentait sous un jour beaucoup plus favorable que celle de mon observation I; le malade était maigre, et la tumeur siégeait à gauche, côté facile.

Opération le 6 novembre 1909. Opérateur, M. Chevassu. Aide M. Froget, interne du service. Le malade est placé en position dorso, latérale; un support métallique creuse le flanc du côté opposé.

Incision scrotale gauche; la couche celluleuse est rapidement dilacérée, et une grande compresse isole la masse intra-scrotale du scrotum qu'on laisse en arrière. Par transparence, à travers la vaginale, on reconnait l'épididyme que l'examen clinique était parvenu à distinguer. Ouverture de la vaginale qui contient seulement quelques gouttes de liquide; ses feuillets sont tellement minces et souples, l'albuginée tellement lisse, que toute idée de syphilis est complètement écartée, et qu'on se décide à aller rechercher les ganglions sans pratiquer aucune incision exploratrice sur la tumeur. Section du cordon entre deux pinces, sur une compresse; une nouvelle compresse enveloppe le bout supérieur du funicule.

Je prolonge l'incision cutanée, me dirigeant d'abord un peu audessus de l'épine iliaque antéro-supérieure, puis remontant verticalement vers les fausses côtes que j'atteins au niveau de la ligne axillaire antérieure. La peau est protégée de haut en bas par des compresses fixées avec des pinces.

Incision du grand oblique à partir de l'orifice inguinal, et parallèlement à ses fibres, jusqu'à son corps musculaire dans lequel je pénètre un peu; j'incise ensuite verticalement le muscle jusqu'aux fausses côtes, pendant que mon aide fait progressivement l'hémostase.

Incision du petit oblique et du transverse, que je coupe sur mon index gauche glissé entre le muscle et le péritoine qu'il décolle; le décollement péritonéal se fait très facilement, bien qu'il n'y ait pour ainsi dire pas de graisse sous-péritonéale. Je m'assure que les muscles sont bien incisés *jusqu'au rebord costal.*

Décollement large du sac péritonéal en glissant la main derrière lui, en bas d'abord, en haut ensuite. Aucune hémorragie appréciable. Le cordon spermatique reste adhérent au sac péritonéal décollé.

Je donne un coup de bistouri léger au niveau du point où le cordon commence à adhérer en bas au sac péritonéal, et je détache ainsi facilement la lame des vaisseaux spermatiques du péritoine à la face profonde duquel elle adhérait.

A six centimètres environ au-dessus de l'arcade de Fallope, le décollement est arrêté par une amarre qui plonge dans le petit bassin — c'est le canal déférent; il est sectionné entre deux pinces.

Je continue le décollement vers le haut, une large valve attire en dedans le sac péritonéal, puis, bientôt, une deuxième. Je constate qu'en arrivant vers le haut, mon malade est insuffisamment incliné sur le côté droit; en le plaçant presque directement sur le flanc droit, je vois notablement plus clair dans la profondeur.

J'arrive ainsi dans la région intéressante. La lame du cordon maintenant mobilisée forme en quelque sorte le couvercle d'une gouttière limitée en dehors par le rein qu'on voit descendre à chaque inspiration, en dedans par l'aorte dont on voit les battements; au fond, le psoas, revêtu d'une très légère couche de graisse dans laquelle descend l'uretère. La région est limitée en haut par l'artère rénale, dont le doigt sent nettement les pulsations; *le tout est parfaitement visible.*

Étalant sur mes doigts gauches qui le soulèvent le paquet spermatique, je cherche en vain à distinguer des ganglions entre l'aorte, l'artère rénale et le rein. L'œil ne voit que de petits lobules graisseux, unis les uns aux autres par une lame celluleuse transparente; le doigt ne constate aucune espèce d'induration; tous les lobules graisseux ont en particulier une consistance tout à fait souple. J'isole alors avec l'index droit la lame des vaisseaux spermatiques, la séparant de l'aorte en dedans, du rein en dehors; je la relève jusqu'aux vaisseaux rénaux, et mettant une pince à leur contact, je sectionne et je lie avec un seul catgut le pédicule spermatique à son origine.

Entre le rein, les vaisseaux rénaux, l'aorte et, au fond, le psoas, il ne reste plus que l'uretère et un peu de graisse; j'enlève ce peu de graisse, en laissant seulement une mince couche autour de l'uretère. Mais le peu que j'enlève est absolument souple. En somme, *je n'ai pas trouvé trace du moindre ganglion lymphatique.*

Avant de terminer, je m'assure encore qu'il n'existe rien d'anormal sur l'aorte, et au-dessous, depuis la bifurcation iliaque jusqu'aux vaisseaux rénaux; tout est souple; on n'y sent rien d'autre que l'origine de l'artère mésentérique inférieure.

Pendant ces manœuvres, un peu de sang s'est accumulé au fond de la plaie, je l'éponge, rien d'appréciable ne saigne. J'enlève les écarteurs et laisse le sac péritonéal reprendre sa place; je laisse dans l'espace décollé un long drain n° 25.

Suture du petit oblique et du transverse au moyen de catguts en U; en bas, suture de ces deux muscles à l'arcade de Fallope, genre Bassini. Suture du grand oblique par des catguts en U; l'aponévrose du grand oblique est suturée à points séparés. Fermeture totale du canal inguinal.

Suture de la peau au crin de Florence. Le drain sort un peu audessous de l'épine iliaque. Suture soignée du scrotum, après capitonnage profond au catgut.

Suites opératoires. — Elles ont été aussi simples que possible, et je ne peux mieux les comparer qu'aux suites d'une cure radicale de hernie. La température, montée à 37°8 le premier soir, a marqué

37°2 et 37°5 le deuxième jour, pour ne plus dépasser 37°2. Le pouls n'a jamais dépassé 80 pulsations. Le malade s'est toujours trouvé en parfait état. Le drain a été enlevé au bout de quarante-huit heures; il avait donné passage à une assez grande quantité de sang, ce qui a nécessité le changement de toute la moitié inférieure du pansement. Les fils ont été enlevés le dixième jour; la réunion était excellente; et j'ai autorisé le malade à se lever au vingtième jour; il a quitté l'hôpital le 28 novembre, vingt-trois jours après son opération.

Le malade a été présenté à la Société de chirurgie le 1er décembre, vingt-six jours après l'opération, en parfait état.

Examen des pièces. — Le testicule extirpé mesure 6,5 × 5,5 × 5 centimètres. Sa vaginale est absolument libre, lisse et normale. L'albuginée est soulevée par trois grosses bosselures; une occupe la partie antérieure, les deux autres font saillie au niveau des deux pôles. La bosselure antérieure est fluctuante, les deux autres sont dures.

L'épididyme, de dimensions tout à fait normales, n'atteint pas le pôle supérieur du testicule, il est tout entier situé sur le flanc externe de la glande, et sa tête reste à plus d'un centimètre du sommet; sur elle s'implante l'hydatide pédiculée qu'on avait bien sentie par la palpation avant l'intervention. Le cordon s'épanouit, comme on s'en était également rendu compte, entre la tête de l'épididyme en dehors, et la bosselure du pôle supérieur du testicule en dedans.

A la coupe, le testicule est transformé dans sa presque totalité en un magma très mou, cérébriforme, piqueté de fins vaisseaux qui lui donnent une coloration blanc rosé. Ce magma est séparé de l'albuginée : en avant par une mince lame de tubes testiculaires reconnaissables, en haut par une calotte épaisse d'un tissu blanc et de consistance ferme, en bas par un autre noyau analogue, mais qui contient en plus un foyer hémorragique mi-noirâtre, mi-ocre.

Au microscope, l'aspect est, dans tous les points, celui d'un banal *séminome*, formé d'énormes amas de cellules claires, à gros noyau, essentiellement séparées par les vaisseaux qui, de loin en loin, parcourent le néoplasme. De grandes zones sont complètement nécrosées.

Le cordon et sa lame vasculaire étaient souples partout. Pour faire un examen détaillé, j'ai étalé la lame sur une grande plaque de liège, et ai cherché en vain à y distinguer, et surtout dans la région supérieure, des ganglions même tout petits. Je l'ai alors plongée dans son ensemble dans le liquide de Bouin, et sur ce mince feuillet convenablement durci, j'ai pratiqué une série de coupes dans tous les points qui m'ont semblé un peu épais; il ne m'a pas été possible, macroscopiquement ni microscopiquement, d'y reconnaître aucun ganglion ni rien d'anormal. Revu le 30 octobre 1911, très bien portant. Revu le 24 mai 1912, même état. Guérison depuis deux ans et sept mois.

OBSERVATION X

Pierre DELBET. (*Soc. de chirurgie*, 2 mars 1910.)

Un malade de quarante-trois ans, qui a eu la fièvre typhoïde en 1891 et la syphilis en 1894, éprouve, en décembre 1908, une sensation de gêne dans la bourse droite. Le testicule ayant augmenté de volume, on pense naturellement à la syphilis, et on fait des injections d'huile grise qui ne donnent aucun résultat.

Au mois de mai 1909, le malade entre au Val-de-Grâce, où on l'opère pour une hydrocèle. On lui fait, nous dit-il, le retournement de la vaginale.

Après cette intervention, la tumeur avait diminué d'un tiers. On refit alors deux séries de six injections d'huile grise qui ont amené, dit le malade, une légère diminution.

Je le vis au mois d'octobre et lui conseillai une intervention. Mais il ne se décida à entrer à Necker que le 7 février 1910.

A ce moment, la bourse droite avait le volume d'un œuf d'autruche. La peau était rouge, violacée, mais non adhérente.

L'ensemble de la tumeur à peu près régulière était d'une rénitence élastique avec une fluctuation très nette dans la partie supérieure.

C'était l'habituelle histoire : hématocèle ou cancer. Je fis faire par M. Gagneux le leuco-diagnostic. Le résultat fut négatif.

C'est une réaction dans laquelle j'ai grande confiance; elle m'a rendu de réels services dans plusieurs cas. Aussi j'abandonnai le diagnostic de cancer vers lequel je penchais et je me décidai à faire une opération sur les bourses.

Cette opération fut faite sous le chloroforme le 14 février 1910. La peau incisée, je ponctionnai : il ne sortit que du sang, non pas du sang foncé, noirâtre, comme on en trouve dans les hématocèles, mais du sang rutilant.

Je fis la castration. Les examens macroscopique et microscopique montrèrent qu'il s'agissait d'une tumeur mixte dégénérée.

Le cordon était intact; il n'y avait rien de perceptible ni dans la fosse iliaque, ni dans la région lombo-aortique. Aussi je résolus de compléter l'opération par l'ablation de tout le pédicule spermatique.

Opération le 18 février 1910. C'est seulement lorsque le malade fut endormi qu'on enleva le pansement des bourses. On s'aperçut alors que la teinture d'iode avait amené une vive irritation du scrotum qui suintait abondamment et qu'au niveau de la suture il y avait sur une des lèvres de l'incision une bande de sphacèle large d'un centimètre et longue de quatre à cinq.

Si j'avais pu soupçonner l'état des bourses, j'aurais retardé l'opération; le malade étant endormi, je ne pouvais reculer. Je fis envelopper soigneusement les bourses, je m'efforçai de les isoler du champ opératoire et j'arrêtai en bas l'incision abdominale à une certaine distance de l'incision de la castration.

L'incision cutanée partit donc un peu au-dessus et en dehors du canal inguinal, passa au dedans de l'épine iliaque, puis au-dessus et en arrière de cette dernière, se recourba pour monter vers les fausses côtes.

En traversant la paroi aponévrotique et musculaire, il fallut lier quelques branches des lombaires et des intercostales.

Arrivé sur le tissu cellulaire sous-péritonéal, je commençai à décoller le péritoine. Le malade était couché sur le côté gauche avec un gros coussin dans l'échancrure iléo-costale. Chevassu, placé en face de moi, m'aidait directement.

Le décollement du péritoine fut facile et remarquablement exsangue. Le système anastomotique de Retzius a sans doute une réalité anatomique, mais au point de vue chirurgical il ne compte pas, au moins dans cette région.

Quand on récline ainsi le péritoine, on soulève avec lui et le pédicule vasculaire du testicule et l'uretère, de telle sorte que si l'on n'y prend garde on passe sous le rein. Aussi, dès que l'uretère fut bien visible au niveau du détroit supérieur, je le séparai de la graisse sous-péritonéale pour le ramener en arrière et je continuai le décollement au-devant de lui jusqu'à la veine cave. En dehors, la partie inférieure du rein était visible.

Sans poursuivre plus haut le décollement, me réservant d'y revenir un peu plus tard, j'allai chercher en bas le moignon du cordon précédemment lié. Je l'attirai dans la plaie et, craignant qu'il fût septique, je le touchai au thermocautère, puis je commençai à décoller du péritoine toute la lame vasculaire du testicule. Immédiatement au-dessus de l'orifice interne du canal inguinal, elle y adhère et je dus donner quelques coups de ciseaux sur des tractus fibreux. Le décollement en ce point fut en somme assez délicat. Je pus le mener à bien; mais le péritoine était si mince qu'on voyait le cæcum au travers. Sa fragilité était évidente et je recommandai à Chevassu qui le réclinait de le faire avec les plus grandes précautions. On le recouvrit d'une compresse pour égaliser les pressions, mais rien n'y fit. Plus tard, quand il fallut récliner fortement le paquet intestinal pour mettre à nu l'espace aortico-cave, une rupture se produisit et les anses intestinales firent irruption dans la plaie.

Je liai le canal déférent et le sectionnai au thermocautère à son entrée dans le petit bassin. Je ne trouvai aucun ganglion au niveau de la bifurcation de l'iliaque, ni sur la partie inférieure de la veine cave. Mais plus haut, un peu au-dessous du pédicule rénal, je trouvai dans la graisse deux épaississements qui me parurent être des ganglions. L'un se détacha facilement et l'examen ultérieur montra que ce n'était pas un ganglion.

L'autre, qui était bien un ganglion, adhérait assez étroitement à la veine cave. Je le libérai à la sonde cannelée et je constatai qu'une petite veinule s'en détachait pour se jeter directement dans la veine cave. Je passai sous cette veinule un fin catgut et je la liai. Qu'arriva-t-il au moment où je la sectionnai entre le fil et le ganglion? La veinule fut-elle arrachée au ras de son insertion? Je n'en sais rien. Toujours est-il qu'un jet de sang jaillit venant directement de la veine cave, et, en la comprimant pour arrêter la circulation, nous vîmes nettement sur sa face antérieure une petite perforation arrondie qui avait à peu près les dimensions d'un plomb de chasse n° 7. Je la fermai par un surjet à la soie fine. Chacun des points laissa d'abord suinter le sang; mais quelques instants de compression arrêtèrent l'hémorragie et je pus poursuivre l'opération.

Je continuai le décollement par en haut. En dehors, l'angle du côlon ascendant et du côlon transverse ne fut pas facile à récliner. Je n'avais pas trop de deux aides, l'un placé en face de moi, Chevassu, qui réclinait vers la gauche du malade, l'autre placé à ma gauche, Hallopeau, qui réclinait en haut. Je vis très nettement la troisième portion du duodénum qui fut un peu soulevée. Le pédicule rénal était alors très nettement visible. La veine spermatique remontait au-dessus de lui en passant en avant de l'artère rénale droite. Je liai cette veine. Je liai ensuite l'artère spermatique et j'enlevai d'une seule pièce toute la lame spermatique.

J'explorai encore l'espace compris entre la veine cave et l'aorte. J'y sentis quelques parties résistantes, mais c'était plutôt une lame que des nodules. Il ne s'agissait pas de ganglions.

Je suturai la déchirure péritonéale qui s'était agrandie sous les compresses et mesurait bien 7 centimètres. J'avais très peur que la séreuse amincie ne cédât sous les fils, mais je pus heureusement faire un bon surjet.

Je plaçai un drain dans l'espace sous-péritonéal et je suturai en trois plans la paroi.

L'opération, assez mouvementée, allongée par la déchirure du péritoine et la suture de la veine cave, avait duré une heure dix.

Les suites me préoccupaient vivement, car l'état du scrotum suintant et partiellement sphacélé me faisait craindre que la plaie n'eût été infectée malgré toutes nos précautions.

Le matin du deuxième jour, la température monta à 40°; je crus le malade perdu. Je fis par le drain une aspiration qui ramena une vingtaine de grammes de sérosité rosée absolument transparente. Le soir même, la température commença à baisser. Il n'y eut jamais la moindre réaction péritonéale ni rien qui puisse faire penser à une thrombose de la veine cave.

Aujourd'hui, douzième jour de l'opération, il y a un peu de suppuration de la partie moyenne de la plaie, mais l'état du malade est excellent. Le malade écrit en novembre 1911 qu'il est en excellent état de santé et s'adonne à son sport favori, la bicyclette. Revu par son médecin, le 2 juin 1912 : résultat parfait sous tous les rapports. Guéri depuis deux ans et quatre mois.

Examen histologique : tumeur mixte; ganglion non envahi.

OBSERVATION XI

1re OBSERVATION DE MICHON. (*Rev. de chirurgie*, avril 1910.)

X..., âgé de 25 ans, marchand ambulant, entre à l'hôpital Cochin-Annexe, parce que son testicule gauche avait une grosseur anormale.

Rien à signaler dans les antécédents héréditaires.

Le malade a toujours eu une bonne santé. Au régiment, il reçut sur la tête un coup de pied de cheval, qui occasionna une fracture des os du nez et aurait produit aussi des troubles cérébraux qu'il est impossible de préciser. Actuellement. X... présente un degré d'intelligence fort peu développé. Il est marié et père de famille. Il n'aurait jamais eu de maladie vénérienne.

C'est il y a un peu moins d'un an que le malade s'est aperçu que son testicule gauche grossissait et le faisait en même temps légèrement souffrir, surtout lorsqu'il se fatiguait. Cette douleur n'était d'ailleurs pas très vive. L'augmentation de volume a été progressive sans poussée brusque.

A son entrée à l'hôpital, le 20 décembre 1909, on constate que c'est bien le testicule qui est augmenté de volume et a environ la taille d'un œuf de dinde; il a grossi d'une façon assez uniforme suivant tous ses diamètres; il présente cependant une bosselure peu saillante à la partie antérieure; la sensibilité spéciale testiculaire a complètement disparu, mais en avant il existe un point douloureux à la pression. L'épididyme paraît sain; le canal déférent est normal; le cordon n'est pas épaissi; il n'y a pas d'épanchement dans la vaginale. Pas d'adhérence de la peau.

A droite, le testicule et l'épididyme sont normaux.

La prostate ne présente aucune lésion.

Pas de ganglions iliaques ni lombaires perceptibles à l'exploration. Le malade est maigre; le ventre plat est d'exploration facile.

L'état général est bon; pas d'amaigrissement depuis le début de la maladie. Pas de fièvre; urines normales.

Étant donnée l'insensibilité du testicule, on pense d'abord à la syphilis; d'autant plus que la réaction du Wassermann fut positive. Un traitement par les piqûres d'huile grise fut sans résultat.

Le malade sort alors durant quelque temps de l'hôpital. Puis il rentre à nouveau le 18 janvier 1910.

Le testicule a encore grossi. Un nouveau traitement d'épreuve est encore essayé durant quatre jours (6 grammes d'iodure de potassium en lavement et frictions mercurielles). Effet thérapeutique complètement nul. Le testicule semble même avoir subi une poussée dans son développement.

Opération le 29 janvier 1910.

Anesthésie au chloroforme.

Désinfection de la peau au chloroforme iodé.

Tout d'abord on s'assure de la nature néoplasique de la lésion. Incision cutanée scrotale; puis incision du testicule suivant son grand axe, pendant que l'on fait la compression du cordon. Il s'agit bien d'une tumeur; le testicule est enveloppé dans une compresse de toile, une pince de Kocher est mise à demeure sur le cordon non sectionné.

Le malade est toujours laissé dans le décubitus dorsal. L'incision cutanée est prolongée d'abord en suivant le canal inguinal, puis en dedans de l'épine iliaque antérieure et supérieure et recourbée pour remonter jusqu'au rebord costal parallèlement à l'axe du corps, sans que l'on fasse de débridement, ni en arrière ni en avant.

Section des muscles.

On commence le décollement du péritoine à la partie inférieure de l'incision; à ce moment le canal déférent est coupé à environ 2 centimètres après sa pénétration dans le bassin; ligature au catgut, thermo-cautérisation.

On continue alors le décollement de la séreuse; ce décollement est facile, sans saignement. Il est cependant fait à la partie inférieure et antérieure une déchirure qui est immédiatement oblitérée par un surjet. A ce moment le malade cessa tout à coup de respirer, son facies était inquiétant; quelques mouvements de respiration artificielle mirent fin à cette alerte. Le décollement est alors continué; les vaisseaux spermatiques restent adhérents au péritoine, alors qu'à partir du détroit supérieur du bassin on a soin de refouler en arrière l'uretère contre la paroi lombaire. On met un large écarteur d'Albarran sur la masse intestinale recouverte du péritoine à présent fortement récliné; la palpation ne révèle aucune induration, aucun ganglion; on sent sous les doigts les battements de l'aorte que l'on peut suivre en remontant vers le haut de l'abdomen. A l'aide de la valve, la région lombo-aortique est bien exposée et on voit facilement *deux ganglions*, de la taille d'un petit haricot, aplatis; l'un franchement en dehors de l'aorte, l'autre arrivant au contact du vaisseau; ils sont situés tous les deux entre la bifurcation de l'aorte et l'extrémité inférieure du rein. Ils sont sains d'aspect. Ils furent enlevés avec un peu de graisse. Ligature au catgut sur une petite artériole qui saigne.

Ensuite, en commençant à partir de l'arcade crurale, on sépare les vaisseaux spermatiques et leur gaine cellulaire du péritoine jusqu'au niveau du rein. Ligature au catgut et ablation en un bloc des vaisseaux spermatiques, du cordon et du testicule.

Suture des muscles au catgut, de la peau au crin. Drain n° 35 sous le péritoine, ressortant au niveau de la région inguinale.

Les suites opératoires ont été simples; le malade n'a pas eu de choc; il n'y eut ni ballonnement du ventre, ni troubles intestinaux, ni troubles respiratoires. La température moyenne fut 38°2. Mais il y eut de l'infection au niveau du drain. Malgré la suppuration, le malade, d'ailleurs indocile, commença à se lever le dixième jour, bien que la défense lui en ait été faite.

Examen macroscopique (Chevassu).

Le testicule, régulièrement augmenté de volume, a conservé sa forme; il mesure 10 × 8 × 6 centimètres. La cavité vaginale est libre dans ses deux tiers supérieurs, adhérente dans son tiers inférieur. L'épididyme est d'aspect normal. Le testicule est appendu à un long cordon engainé en bas dans la fibreuse commune, dissocié plus haut. On voit, vers la partie moyenne de ce cordon, s'échapper le canal déférent dont plusieurs centimètres sont libres encore avant la section. Toute la partie du cordon sus-jacente à la section du déférent est beaucoup plus mince; elle contient les vaisseaux spermatiques entourés d'une certaine quantité de graisse.

Sur la coupe, le testicule présente l'aspect d'une tumeur mixte très caractéristique. Inclus sous l'albuginée, qui ne contient plus de trace appréciable du tissu testiculaire normal, on trouve à la place du testicule un néoplasme solide qui renferme toute une série de petits kystes; les plus volumineux ont les dimensions d'une tête d'épingle en verre; beaucoup sont tout juste perceptibles.

Sur la partie droite de la coupe, les kystes sont très rapprochés les uns des autres, ils sont séparés par de minces travées blanchâtres; leur contenu est jaunâtre, jaune verdâtre, souvent opalescent. En se rapprochant du centre de la coupe, on voit le stroma qui sépare les kystes s'épaissir, et de petites lames de cartillage, d'un blanc bleuté translucide, dures au toucher, s'y trouvent incrustées. Aux points où les travées cartilagin ..ses sont le plus développées, les kystes sont plus irréguliers et plus volumineux; on a l'impression que le squelette rigide qui leur est adjoint les force à rester largement béants sur la coupe.

A la partie supérieure, il n'y a plus que quelques kystes, ils sont plongés dans une masse d'aspect solide, blanc rosé; cependant, quand on regarde de très près cette masse paraissant homogène, on y distingue une série de petites cavités.

A la partie inférieure de la coupe, on trouve comme en haut deux lobes d'aspect solide, l'un est arrondi, l'autre, plus grand, est ovoïde, tous deux sont limités par les travées fibreuses qui sillonnent irrégulièrement la tumeur. Le lobe le plus volumineux est de couleur brun ocre, mélange probable de nécrose et d'hémorragie; on distingue encore quelques rares kystes à sa périphérie; le centre est homogène.

En résumé, il s'agit là, avant tout examen microscopique, d'une *tumeur mixte* caractérisée par ses kystes et son cartilage; *tumeur mixte en dégénérescence* comme le montrent les masses solides d'aspect homogène qui infiltrent la plus grande partie de la tumeur.

Le cordon ne présente rien d'anormal; il est cependant un peu plus épais qu'à l'habitude, mais on ne sent à son niveau ni induration, ni irrégularité. J'ajoute que les deux ganglions prélevés dans la région juxtaaortique n'étaient plus attenants au cordon lorsque la pièce me fut remise.

Examen microscopique (Chevassu).

I. *La tumeur du testicule.* J'ai examiné deux sortes de fragments; les uns ont été prélevés par M. Ménard, interne des hôpitaux, en zone homogène et fixés au Dominici; les autres l'ont été par moi, dans une zone où à l'œil nu on distinguait du cartilage et des kystes, mais alors que la pièce était déjà placée dans le liquide de Kaiserlin; ces dernières coupes ne se prêtent donc pas à un examen cytologique délicat.

Les kystes visibles à l'œil nu sont tapissés par un revêtement épithélial un peu différent suivant les points; l'épithélium est habituellement disposé en une seule assise; les cellules sont tantôt cubiques, tantôt cylindriques, parfois presque plates; leur bord libre est ici régulier, là bosselé, ailleurs revêtu d'un panache de cils vibratiles; quelques kystes ont deux et même plusieurs couches de cellules. Les noyaux sont réguliers, et relativement peu volumineux.

Le cartilage est disposé en lobes, le plus souvent arrondis; quelques lobes sont formés de fibrocartilage, la plupart de cartilage hyalin; dans ceux-ci, vers la périphérie du lobe, les cellules cartilagineuses s'aplatissent; chaque cellule semble posséder sa capsule propre. Certains lobes placés tout près des kystes soulèvent la paroi de ceux-ci, la refoulent, et semblent vouloir s'en coiffer à la manière d'une sorte de séreuse.

Le tissu compact compris entre les kystes et le cartilage est constitué par des travées conjonctives au milieu desquelles sont éparses des fibres musculaires lisses et de petits kystes microscopiques dont le revêtement épithélial est régulièrement cylindrique et à une seule couche. Mais on y rencontre aussi par places d'autres kystes plus petits encore, formés seulement par quelques cellules et plus irréguliers de forme; leurs cellules n'ont pas toutes la même hauteur, leur protoplasma paraît plus clair que dans les kystes régulièrement arrondis; à leur contact, la trame conjonctive est particulièrement riche en cellules, et prend un aspect sarcomateux.

Les zones à aspect homogène sont constituées essentiellement par une infiltration d'éléments épithéliaux dans une trame musculo-conjonctive. Les fibres lisses sont moins abondantes et beaucoup plus épaisses que dans les zones à aspect kystique; par contre, le tissu conjonctif est infiniment plus cellulaire, et dans la plupart des points il prend franchement le type sarcomateux. Il est d'autres points encore où le tissu conjonctif devient au contraire très pauvre en cellules et présente l'aspect du myxome.

Les formations épithéliales comprises dans la zone compacte sont :

1° Des kystes réguliers, petits, tapissés par une ou deux couches de cellules épithéliales hautes.

2° Des formations glanduliformes très irrégulières poussant des diverticules en tous sens, et donnant l'impression d'un bourgeonnement très actif. Dans un même amas ainsi bourgeonnant, la coupe intéresse les diverticules dans des sens très divers, et donne des aspects variables faciles à imaginer. Mais ce qui caractérise avant tout ces formations, c'est l'aspect de leur revêtement épithélial; formé de cellules hautes à protoplasma clair, à noyau relativement clair également, ce revêtement est à peine limité du côté qui s'oppose à la lumière de la glande; certaines cellules poussent là des prolongements; on voit même des bourgeonnements de cellules qui s'infiltrent en travées solides dans le tissu conjonctif voisin. Lorsque cette apparence de développement excentrique est bien accusée, on peut voir entre la lumière et la périphérie huit à dix amas de cellules, radiairement disposées et se perdant à la périphérie sans limite précise dans le tissu conjonctif; l'aspect rappelle tout à fait certaines formations du système nerveux de l'embryon, et on admet à l'heure actuelle que de semblables proliférations représentent un *neuro-épithéliome.*

En un point d'une préparation, les bourgeons épithéliaux étaient enserrés dans une trame conjonctive dense, presque hyaline; ils formaient des traînées étroites rappelant tout à fait les figures qu'on rencontre dans les tumeurs mixtes de la parotide, et que pendant un certain temps on a interprétées comme endothéliomes.

En définitive, la tumeur est une tumeur mixte, caractérisée par son intrication de kystes épithéliaux, de fibres musculaires lisses et de cartilage. Mais c'est une « tumeur mixte dégénérée », et la dégénérescence maligne semble s'être faite essentiellement aux dépens d'épithéliums rappelant la structure de l'épithélium neural de l'embryon.

Examen des ganglions.

J'ai examiné en outre des coupes d'un ganglion juxta-aortique qui mesurait, sur la surface de section, 1 centimètre de long sur 4 millimètres de large. Ce ganglion m'a paru absolument normal; je n'y ai rencontré aucun élément néoplasique. Un deuxième « ganglion » avait été remis avec celui-ci à M. Ménard; l'examen macroscopique aurait montré, paraît-il, qu'il ne s'agissait pas d'un ganglion, mais d'un simple lobule de graisse; la pièce n'a malheureusement pas été conservée.

Malade revu fin octobre 1911, en excellent état.

Revu le 6 juin 1912 : même état. Guérison depuis deux ans et quatre mois.

OBSERVATION XII

1re Observation de Morestin. (*Bull. de la Soc. de chir.*, mars 1910.)

Il entre dans mon service, à la Maison Dubois, un homme d'une cinquantaine d'années, porteur d'une tumeur maligne du testicule gauche. Il était malheureusement très obèse et fortement alcoolique. Je traçai une immense incision curviligne à concavité antérieure, commençant au niveau du scrotum, suivant le bord externe du muscle droit et remontant jusqu'au rebord des fausses côtes. La paroi abdominale était énormément chargée de graisse; le pannicule était épais de trois ou quatre travers de doigt. Je décollai le péritoine, gagnant le psoas, la colonne vertébrale et l'aorte et remontant graduellement vers le rein. J'eus beaucoup de peine, étant gêné non seulement par l'épaisseur de la paroi, mais encore par la difficulté de l'anesthésie. Le malade supportait aussi mal que possible le chloroforme, nous donnait sans cesse de l'inquiétude, et les mouvements respiratoires désordonnés contrariaient le refoulement d'un paquet intestinal très volumineux. Je pus arriver péniblement au-devant du rein. Je réséquai le plus haut possible les vaisseaux et la graisse environnante. De ganglions altérés ou non, je n'en pus reconnaître et n'en enlevai point. Je terminai en laissant deux gros drains dans le tissu cellulaire sous-péritonéal.

Les suites de cette laborieuse opération ne furent pas heureuses. Le malade succomba au bout de quarante-huit heures, emporté par des phénomènes pulmonaires.

Je ne pus, à mon grand regret, faire l'autopsie, mais à la Maison Dubois on sait qu'il en est toujours ainsi.

OBSERVATION XIII

MICHEL. (*Bull. de la Soc. de Chir.*, déc. 1911.)

P..., trente-deux ans, cultivateur, entré le 24 juillet 1910. L'affection dont se plaint ce malade remonterait à treize mois. A ce moment, glissant de cheval, il aurait eu une forte contusion du scrotum et fut obligé de garder le lit plusieurs jours. Un mois après cet accident, le malade se serait plaint de douleurs d'abord légères et intermittentes, puis violentes et continues. Ces douleurs siégeaient au niveau du scrotum, avec des irradiations tout le long du cordon, si bien que le malade en était arrivé à marcher courbé en deux, soutenant d'une main son scrotum, qui, à chaque mouvement, était le siège d'élancements très douloureux. Depuis deux mois, les douleurs étaient devenues si violentes que le malade était obligé de rester couché, car dans cette position les douleurs diminuaient d'intensité

Il y a trois mois, le malade a eu une pleurésie du côté gauche également. Cette pleurésie a évolué insidieusement, sans grande éaction. Le médecin traitant avait fait deux ponctions, et retiré 700 puis 500 centimètres cubes d'un liquide clair, citrin; il avait également prescrit l'application de vésicatoires, dont on voit encore les traces.

Avant de l'envoyer au professeur G. Michel, le médecin traitant avait fait plusieurs piqûres de calomel (6 à 8).

Examen le 25 juillet :

Le scrotum gauche présente le volume d'un gros poing, la peau est distendue; de-ci de-là, on remarque la présence de grosses veines sinueuses. La palpation de la tumeur est rendue difficile, en raison de la douleur très vive ressentie par le malade à chaque mouvement.

La tumeur occupe tout le scrotum à gauche, refoulant le testicule droit contre l'anneau inguinal droit.

La tumeur est lisse, ovoïde, légèrement piriforme, très douloureuse à la pression. A sa partie antérieure, on constate l'existence de fluctuation, sans qu'à ce niveau on puisse trouver de transparence. Tentant de déprimer cette couche liquide on arrive assez facilement sur une masse dure qui lui est sous-jacente.

La partie supérieure de l'épididyme se délimite facilement du testicule.

Le cordon est légèrement épaissi au niveau de la tête de l'épididyme, il parait moins élastique.

On ne sent pas les battements de l'artère spermatique.

La palpation très attentive de la fosse iliaque et de la région lombo-aortique ne dévoile rien de particulier.

Au toucher rectal, on palpe une prostate et des vésicules normales.

L'état général du malade n'est pas très brillant; à la suite de sa pleurésie, il a beaucoup maigri, et les douleurs violentes qu'il ressent le forcent à garder le lit.

A l'examen des poumons, on constate tous les symptômes d'une induration du sommet gauche; à la base du même côté, on trouve des signes de congestion, quelques râles.

L'examen des autres appareils ne révèle rien de spécial.

En raison du début plutôt brusque de l'affection dont se plaint le malade, de l'opacité de la tumeur, on pouvait se demander s'il ne s'agissait pas d'une hématocèle; mais ici nous pouvons palper l'épididyme, pincer la vaginale, et d'après Chevassu ces deux signes réunis permettent d'éliminer l'hypothèse d'hématocèle.

On ne pouvait non plus incriminer la syphilis, ce n'était pas l'évolution d'une lésion spécifique, cela n'en avait pas les caractères. De plus, le traitement d'épreuve qui avait été institué n'avait amené aucune modification.

Il ne restait plus que l'hypothèse de tumeur du testicule; l'âge du malade, l'évolution et les caractères de la tumeur, tout nous confirme dans ce diagnostic. Le seul symptôme anormal était cette douleur intense, continue, dont souffrait le malade.

C'est en raison même de ces douleurs, et malgré l'état général assez précaire du malade que l'on décide l'intervention, ne regardant pas l'affection antérieure comme une contre-indication et la tenant pour indépendante de l'affection testiculaire.

Le malade est préparé comme pour une laparotomie.

Opération le 27 juillet 1910. Opérateur, M. Michel; aide, M. Hamant. Anesthésie à l'éther, avec l'appareil d'Ombredanne, par le Dr Voirin.

Premier temps. — Incision inguino-scrotale; énucléation de la tumeur, placée immédiatement sur un champ. Incision de la vaginale qui laisse écouler une assez grande quantité de liquide séreux brun clair. On remarque la tête de l'épididyme augmentée de volume, et qui se détache nettement ainsi que le corps du reste du testicule .Le testicule est incisé; on constate très facilement l'existence d'une tumeur. Le testicule est alors enveloppé dans le champ sur lequel il reposait; puis le cordon est sectionné entre deux pinces à l'aide du thermo-cautère; le moignon cautérisé.

On met de côté les instruments qui avaient servi, les mains sont lavées puis gantées; pendant ce temps, le malade est couché sur son côté droit et l'on place dans l'échancrure costo-iliaque un coussin rond de 10 centimètres de diamètre.

Deuxième temps. — Incision abdominale, partant de l'incision inguino-scrotale, s'inclinant en arrière et en dehors parallèle à l'arcade crurale, puis passant à 2 centimètres de la crête iliaque et remontant jusqu'aux côtes en suivant la ligne axillaire. Les muscles sont sectionnés petit à petit; ils saignent abondamment, surtout le long de la crête iliaque. A ce moment, on saisit le cordon et le prenant comme guide on commence à séparer le péritoine de la paroi postérieure. Ce décollement est difficile vers le bas, surtout au niveau du point où le canal déférent se sépare des vaisseaux spermatiques. Il se produit là une déchirure du péritoine qui est immédiatement réparée par une suture en bourse; on pratique à ce moment la ligature du canal déférent.

On constate qu'il n'existe pas de ganglion, perceptible au niveau des vaisseaux iliaques externes, puis l'on continue le décollement vers le haut. La lame lympho-vasculaire se détache facilement jusqu'au rein.

Au niveau du pôle inférieur du rein, il se produit une hémorragie assez abondante (due aux veines de la capsule adipeuse du rein), arrêtée difficilement.

La masse péritonéale est réclinée à droite et en haut, ce qui permet d'apercevoir les vaisseaux rénaux et l'aorte. Dans la lame vasculaire ainsi décollée, on sent de petits ganglions; on sectionne l'artère spermatique très près de l'aorte; puis, après avoir pincé dans une pince clamp toute la masse libérée, on sectionne et ligature avec un gros catgut. L'exploration immédiate ne fait constater aucun ganglion restant.

On fait alors l'hémostase qui est facile, sauf au niveau du pôle inférieur du rein, où existe un suintement sanguin assez abondant. On parvient cependant à lier, après l'avoir déchirée plusieurs fois, une veine allant dans l'atmosphère péri-rénale. Le décollement s'étendant jusqu'en arrière du rein, craignant un suintement en nappe, on pratique une contre-ouverture lombaire par où on fait passer une mèche de gaze servant à tamponner la région péri-rénale et un tube.

On place un grand drain allant du rein au pli inguinal qui sera recouvert par toute la masse péritonéale.

Suture des muscles au catgut (points séparés) en un seul plan. Suture de la peau au crin. Fermeture du scrotum par trois crins. Pansement : bandage de corps. L'opération a duré une heure un quart.

Les suites opératoires furent normales; les premiers jours, l'état de choc fut assez prononcé, mais l'opéré se remonte assez vite, bien qu'il manque totalement de ressort. Vers le dixième jour, tout à fait à la partie supérieure de l'incision, on fut obligé de faire sauter un fil en raison d'une petite infection superficielle et de placer un drain que l'on supprima au bout de quelques jours.

Tout allait bien quand vers le dix-septième jour, sans grande réaction fébrile, les phénomènes de congestion de la base gauche, qui, en somme, n'avaient jamais disparu, s'accentuèrent, mais ne durèrent que quelques jours.

Dans les derniers jours du mois d'août, le malade s'était levé et entrait en convalescence, quand le trente-septième jour, il fut pris d'une pneumonie gauche avec crachats hémoptoïques; le cœur ne put réagir; le décès survint le septième jour, malgré tout ce que l'on put faire.

L'autopsie n'a pu être pratiquée.

L'*examen histologique* fut pratiqué par le Dr Lucien, professeur agrégé, chef des travaux d'anatomie pathologique, qui nous remit la note suivante :

La tumeur extirpée mesure les dimensions suivantes : 11,5×8×5,5.

Vaginale. — Il existe de nombreuses adhérences entre les deux feuillets de la vaginale; il en résulte la formation d'une poche remplie de liquide jaune ambré, à la portion postéro-externe de la tumeur. Il existe une autre poche antéro-inférieure, présentant les mêmes caractères. Les parois vaginales sont épaissies, revêtent un aspect blanc-laiteux.

Testicule. — La forme normale est conservée; la consistance varie suivant que l'on palpe la région antéro-supérieure molle, ou la zone antéro-inférieure ferme; pas de bosselures apparentes.

Sur une coupe sagittale de l'organe, on note une consistance plutôt molle, surtout au niveau du pôle supérieur, où le tissu apparaît comme dégénéré, ramolli, d'aspect grenu, caséeux. La portion inférieure est nettement séparée de la portion précédente, par des tractus fibreux épais; cette zone est beaucoup plus ferme, d'aspect blanc jaunâtre, sillonnée de tractus conjonctifs qui la découpent en une quantité de petites loges secondaires plus ou moins régulièrement arrondies. Sur la surface de coupe, on aperçoit également des vaisseaux très dilatés, largement béants.

Dans la portion supérieure, on note des zones d'hémorragies interstitielles.

Au microscope, il est absolument impossible de retrouver la structure normale de la glande. Le néoplasme est constitué par des amas de cellules épithéliales claires, polyédriques, à noyau arrondi. Ces éléments sont généralement tassés les uns contre les autres, constituant des amas séparés par des tractus conjonctifs assez peu développés. C'est là l'aspect caractéristique du séminome.

En d'autres points, le néoplasme prend l'aspect pseudo-adénomateux, villeux, aspect se rapportant aux phénomènes de dégénérescence rapide que présente la tumeur. Ceux-ci sont marqués par la perte de limite cellulaire et la désintégration du protoplasma aboutissant en certains points à la formation de véritables foyers nécrotiques, particulièrement abondants au niveau du pôle supérieur du testicule, qui paraissait déjà à l'aspect macroscopique comme un amas caséeux.

L'épididyme paraît avoir conservé ses dimensions normales, sauf au niveau de la tête qui est augmentée de volume; microscopiquement, l'épididyme est nettement envahi par le néoplasme. Les assises épithéliales de ce conduit sont en voie de prolifération nette.

Le nombre des assises cellulaires se trouve considérablement augmenté : il en résulte la formation de bourgeons qui proéminent à l'intérieur du conduit et peuvent même, sur les surfaces de coupe, paraître l'oblitérer complètement.

En d'autres points, la portion centrale du conduit épididymaire est rempli d'éléments cellulaires en voie de dégénérescence.

Dans le tissu conjonctif graisseux péri-épididymaire on trouve de petits amas de cellules lymphoïdes.

La partie inférieure du *cordon* et de la *lame vasculaire* est épaissie, légèrement augmentée de volume.

Dans la portion supérieure, on constate la présence de trois ganglions superposés, dont le plus volumineux est l'inférieur.

Macroscopiquement et microscopiquement, ces ganglions présentent une structure normale.

OBSERVATION XIV

HOWARD (*In The Lancet*, nov. 1910,)

Enfant, 10 ans, entre au London Hospital, se plaignant d'une augmentation de volume indolore de son testicule gauche, remontant à dix semaines. A l'examen, le côté gauche du scrotum est occupé par une masse irrégulière dans laquelle on ne peut distinguer le corps du testicule de l'épididyme. On constate un léger hydrocèle; pas d'envahissement du cordon. Rien au toucher rectal. Une palpation soigneuse de l'abdomen ne révèle aucune masse dans la région lombaire.

On fait le diagnostic de tumeur maligne du testicule, et on décide une intervention radicale.

On se décide pour une opération extrapéritonéale, malgré l'opinion exprimée in *The Lancet* par Jamieton et Dobson. On se propose d'enlever la tumeur avec le paquet spermatique en entier et les ganglions ilio-lombaires.

Opération : 1° *temps scrotal* : on vérifie le diagnostic en ouvrant le testicule; celui-ci est confirmé. On fait alors une incision sur l'anneau inguinal externe, on lie le cordon spermatique de façon à n'être pas inquiété par le sang dû à l'incision faite dans le testicule.

2e *temps* : On fait alors une incision partant de l'orifice inguinal externe, incision curviligne en dehors de la ligne semi-lunaire.

Tous les plans de la paroi sont sectionnés jusqu'au péritoine. On décolle le péritoine du tissu rétro-péritonéal jusqu'à ce que l'aorte, l'iliaque primitive et l'iliaque externe soient nettement dégagées, et le péritoine étant maintenu en haut avec des écarteurs, on voyait aisément ces vaisseaux dans tout leur parcours.

Le tissu situé autour de l'aorte, de l'artère rénale, de la mésentérique primitive, des vaisseaux iliaques primitifs et externes et de l'origine des vaisseaux iliaques internes, était disséqué soigneusement et enlevé jusqu'à ce que les vaisseaux soient absolument nets comme dans une dissection d'amphithéâtre.

De nombreux ganglions étaient enlevés avec ce tissu, mais aucun ne semblait hypertrophié.

On se retourne alors du côté des vaisseaux spermatiques qui avaient été réclinés ave le péritoine.

On enlève le testicule avec une partie du scrotum et on lie le canal déférent à son entrée dans le bassin.

Le parquet spermatique est alors décollé du péritoine de bas en haut jusqu'au niveau de la V. rénale. On fait une ligature et on enlève toit le parquet : artère, veine, lymphatiques.

La région opératoire était si bien exposée que l'on put procéder à toute cette dissection sans aucun danger.

On remit le péritoine en place, on mit un drain et on procéda à la suture de la paroi.

L'opération entière dura une heure. Il n'y avait aucune marque de schok et l'épanchement sanguin était insignifiant.

La convalescence du malade fut interrompue par une pneumonie, mais il quitta l'hôpital trois semaines et demie après l'opération, entièrement guéri.

Examen des pièces. Docteur H.-M. Turnbull, de l'Institut Pathologique de « London Hospital ». Diagnostic : sarcome, cellules rondes à noyau et à protoplasma très restreint. La partie inférieure du testicule montre une infiltration à peu près parfaitement homogène avec cellules sarcomateuses.

Les ganglions iliaques et lombaires gauches sont normaux et ne montrent aucune cellule sarcomateuse.

La tumeur présente ceci de particulier qu'elle paraît avoir débuté par l'épididyme et avoir envahi secondairement le testicule, contrairement à ce qui a lieu d'ordinaire

Mort au mois de mai 1911.

Les résultats de l'autopsie nous ont été communiqués directement par M. Howard.

Autopsie : Il y avait une généralisation cancéreuse, atteignant le rein gauche, le mésentère et ses ganglions, le péritoine, le pancréas et la paroi postérieure de l'estomac.

Les ganglions lombaires droits étaient envahis.

Du côté gauche de l'aorte, depuis l'artère rénale jusqu'à l'artère iliaque externe, il n'y avait aucune métastase ganglionnaire. Ce fait est à remarquer, car c'est de ce côté qu'avait porté l'intervention au cours de laquelle on avait enlevé plusieurs ganglions aortico-lombaires gauches.

Il existait enfin des métastases plus éloignées, atteignant les ganglions axillaires et cervicaux, le péricarde et l'aorte gauche.

Examen histologique des ganglions : carcinome médullaire.

OBSERVATION XV

GAYET. (*Th. Calin*, 1911.)

B.., 49 ans, entre, le 21 octobre 1910, à la Croix-Rousse, service du Dr Gayet pour une tuméfaction du scrotum.

Antécédents héréditaires : père mort à 78 ans d'affection urinaire mal déterminée. Mère morte d'affection hépathique.

Antécédents personnels : il eut une affection probablement pleurale, au cours de son service militaire; depuis, s'est toujours bien porté. Marié, sans enfant; sa femme est bien portante et n'a jamais eu de fausse couche. Aucun antécédent syphilitique.

Il y a une dizaine d'années, le malade ressentit des *douleurs assez vives* dans le testicule droit qui se mit à augmenter et devint rapidement volumineux. Le volume du testicule resta ainsi stationnaire, des années, sans aucun soin médical.

Il y a un mois et demi, le testicule *redevint douloureux* et *dur*. Il consulte un médecin, mais refuse d'entrer à l'hôpital. Il y a trois jours, il se forme une ulcération sur la face antérieure des bourses, ulcération qui se mit à bourgeonner et devint rapidement volumineuse. Le malade entre alors à l'hôpital, le 21 octobre 1910.

On constate : scrotum de la grosseur d'une noix de coco, bourse droite rouge, dure, avec ulcération bourgeonnante et saignotante.

Dans les deux aines, ganglions petits et durs, les aisselles et tous les carrefours ganglionnaires, en général, sont pris. Douleur peu intense. Il dit avoir maigri d'une dizaine de kilos en quinze jours.

Les appareils digestif, circulatoirs, respiratoire et nerveux semblent normaux.

Rien à la palpation abdominale.

Urines : léger nuage d'albumine.

28 *octobre* : *Opération* : Incision contournant l'ulcération et à une certaine distance d'elle, décrivant une espèce de raquette dont le manche rejoint le canal inguinal. On s'occupe alors de la tumeur testiculaire qu'on enlève largement. On ouvre même, pendant cette ablation, la loge du testicule opposé qui est immédiatement refermée par un surjet au catgut. Le pédicule testiculaire est sectionné entre deux pinces. Une incision du testicule confirme le diagnostic. On passe alors au deuxième temps opératoire. Le malade est placé dan

la position dorso-latérale cambrée et on fait une incision continuant la première, passant près de l'épine iliaque antéro-supérieure, devenant alors verticale pour se terminer sur la ligne axillaire antérieure, au niveau de la neuvième côte. Section de la paroi abdominale en tous ses plans jusqu'au péritoine exclusivement.

Décollement prudent du péritoine. On lie d'abord et on résèque le canal déférent sur les flancs de la vessie. Suivant alors le paquet vasculaire spermatique comme guide, on dissèque ce paquet et la graisse environnante dans la fosse iliaque, puis au point de croisement de l'uretère et des vaisseaux iliaques; on enlève à ce niveau un gros ganglion situé sur l'origine de l'artère iliaque externe et que l'on détache avec quelque peine.

Rejetant en arrière l'urétère, on met à nu la face antérieure de la V. cave et on extirpe successivement une traînée de ganglions qui remonte jusqu'au niveau du pédicule vasculaire du rein. On jette un fil sur la V. spermatique près de son aboutissement dans la V. rénale, et on lie l'artère au niveau de son origine aortique. On trouve encore quelques ganglions préaortiques.

Tout étant bien net, on rabat le sac péritonéal et son contenu. Fermeture des divers plans. On laisse un gros drain dans la fosse iliaque et un petit dans le scrotum.

31 *octobre*. — La température du malade est montée ce matin à 40°. A l'auscultation, submatité au poumon droit; pas de souffle, diminution du murmure vésiculaire; quelques râles fugaces à la base gauche : sinapisme, digitale, potion de Todd.

5 *novembre*. — Mort à trois heures du soir, après un violent délire accompagné de dyspnée intense avec sueurs abondantes.

7 *novembre*. — Autopsie : Ligne de suture cicatrisée dans ses deux tiers supérieurs. Le drain ne contient que quelques gouttes de sang; il est plongé dans un tissu d'adhérences; pas une goutte de pus.

On recherche les métastases ganglionnaires. Rien dans la chaîne aortique. Pas de ganglion du promontoire; rien dans la chaîne iliaque externe, pas de ganglion rétro-crural. Pas de métastases non plus dans les ganglions sous-diaphragmatiques.

Poumons : gauche, 730 grammes. Splénisation du lobe inférieur. Droit, 1.000 grammes; état d'engouement prononcé du lobe inférieur. Congestion marquée du lobe moyen et d'une grande partie du lobe supérieur. Le poumon est enchâssé dans une gangue d'adhérences. On trouve une plaque cartilagineuse dans la plèvre pariétale et à ce niveau quelques tubercules crétacés.

Cœur, 350 grammes. Reins : droit, 180 gr.; gauche, 220 gr. Les deux capsules des reins sont adhérentes; le rein gauche est enchâssé dans une gangue graisseuse épaisse. La striation des pyramides du rein droit a en partie disparu. L'aspect est celui d'un rein d'alcoolique. Foie, 1.900 grammes. Dans le lobe gauche, on trouve une masse de la grosseur d'un œuf de poule avec une paroi nettement indépendante du parenchyme, donnant la sensation d'une coque osseuse. Cette cavité est remplie d'une masse comparable à du mastic.

Anatomie pathologique (Examen du laboratoire de la Faculté de Lyon) :

1° Tumeur testiculaire : Sur un point de la préparation, on voit les tubes séminifères bien conservés, mais séparés parfois par des amas de petites cellules rondes. A côté, le tissu est constitué par un stroma fibreux dans lequel on voit également des amas de petites cellules rondes qu'on pourrait à la rigueur considérer comme inflammatoires, mais que l'on peut interpréter logiquement comme des cellules d'un épithelioma atypique.

2° Le ganglion inférieur présente seul de la généralisation (rappelons que c'est le seul que l'on eut quelque peine à extirper).

OBSERVATION XVI

Morriston Davis. (*The Lancet*, 1912.)

Il s'agit d'un jeune homme de 17 ans, dont le testicule droit était resté en ectopie au niveau de l'anneau inguinal externe et présentait depuis quatre mois une augmentation de volume. Il n'y avait pas de douleur, mais de la pesanteur à la partie inférieure de l'abdomen. Les caractères physiques permettaient de porter le diagnostic de tumeur du testicule. Aussi Davis intervint-il pour faire une ablation radicale. Après incision exploratrice du testicule, il prolongea l'incision de la paroi jusqu'au rebord costal et décolla le péritoine. Un sac herniaire qui accompagnait le cordon fut réséqué. Après section du canal déférent, profondément dans le bassin, Davies disséqua avec soin l'aponévrose recouvrant le psoas, qui contient les lymphatiques et les ganglions, jusqu'à la veine cave inférieure et au bord droit de l'aorte, depuis la bifurcation de l'artère iliaque commune jusqu'au-dessous de la veine rénale. Il enleva ensuite isolément un ganglion reposant sur la veine cave, au niveau de la veine rénale. Suture des parois. Guérison. L'opération ne date que du 5 avril 1911.

Au point de vue histologique, la tumeur était un embryome solide avec cartilage, tissu sarcomateux et myomateux et kystes pourvus d'un épithélium cylindrique. Le ganglion le plus élevé présentait un envahissement sous forme d'un kyste revêtu de cellules cylindriques et caliciformes.

CASTRATION ET CURAGE DES GANGLIONS

Observations inédites

OBSERVATION XVII

(Due à l'obligeance du Dr Barbier).

D. J.., 43 ans, entre à l'hôpital Cochin, le 3 juillet 1910, pour une tuméfaction du testicule gauche.

Douleurs testiculaires, irradiations particulièrement vives le long du cordon.

Tumeur arrondie, irrégulière, dure, du volume d'un œuf. Pincement de la vaginale et de l'épididyme. Cordon gros, épaissi, un peu dur.

Les battements de l'artère spermatique sont perceptibles. On sent dans la fosse iliaque gauche des masses arrondies, immobiles. Prostate et vésicules séminales sont indemnes.

Opération : le 5 juillet 1910.

1er *temps* : incision inguino-scrotale et castration.

2e *temps* : incision de Chevassu, décollement du péritoine, ablation du pédicule spermatique et des ganglions juxta-aortiques gauches jusqu'à la hauteur du pédicule rénal.

Les ganglions les plus élevés sont adhérents à l'aorte. On sent une masse néoplasique qui s'insinue derrière l'aorte et qu'il est impossible d'extirper. On renonce à continuer l'opération. Réfection de la paroi. Drainage

Suites opératoires : normales. Cicatrice parfaite. Quitte l'hôpital vingt-trois jours après l'opération.

Le malade a été revu au début de septembre de la même année.

Il éprouve des douleurs abdominales bilatérales, violentes, et est atteint d'une diarrhée rebelle.

Un mois plus tard, le malade est très affaibli, essoufflé. Amaigrissement considérable. Souffre de douleurs très intenses, empêchant tout repos, rendant la marche difficile et pénible, le malade étant obligé de se courber en avant. La cicatrice est normale. On sent une grosse masse paraombilicale, du volume d'une tête d'adulte, dure, irrégulière, immobile, mate au centre, sonore à la périphérie.

Pas d'ascite, léger œdème des membres inférieurs.

Le malade meurt chez lui quelques semaines plus tard.

L'examen histologique, pratiqué par M. Jolly, montre le testicule atteint d'épithélioma : masses épithéliomateuses réunies les unes aux autres, et contenant des cavités arrondies remplies de cellules épithéliales en voie de dégénérescence.

OBSERVATION XVIII

(Due à l'obligeande de M. le Prof. agr. P. Duval).

(Première observation).

Cette observation n'ayant pas été consignée par écrit, nous n'avons recueilli que des renseignements très brefs :

P. C..., âgé de 28 ans, employé du gaz, entre salle Boyer au mois d'août 1910. A l'examen la tuméfaction du testicule présente les caractères d'un néoplasme.

Opération le 12 août 1910.

Castration. — Ouverture de l'abdomen et extirpation de la gaine spermatique et d'un ganglion.

Suites opératoires normales.

Le malade quitte l'hôpital en bon état.

Il meurt chez lui quatre mois après. L'examen histologique de la tumeur pratiqué par M. Jolly, a montré que le testicule était atteint d'épithélioma séminifère.

De même, le ganglion contenait des cavités tapissées d'un épithélium cylindrique.

OBSERVATION XIX

(Due à l'obligeance de M. le Prof. agr. GRÉGOIRE).

C..., employé de commerce, 34 ans, sujet robuste, vigoureux. Entre, le 30 juillet 1910, à l'hôpital Lariboisière, dans le service du docteur Picqué, pour un gros testicule du côté droit.

Il y a un an, il constate pour la première fois une petite grosseur sur son testicule droit. Elle est dure, indolente, ne s'accompagne d'aucune atteinte de l'état général et le malade n'y prit pas garde tout d'abord.

Il y a trois mois, c'est-à-dire vers la fin d'avril, cette grosseur augmenta sans raison et assez rapidement.

Depuis un mois, l'augmentation de volume est encore plus manifeste et toujours sans aucun trouble de l'état général.

Cet homme n'a aucun passé génital. Il n'a jamais eu aucune infection de l'urètre. Marié jeune, il a eu deux enfants, qui sont très vigoureux et bien portants. Sa femme est en parfaite santé.

Actuellement, 20 août 1900, le testicule droit est quatre fois plus volumineux que l'autre qui est petit et mou.

Le scrotum est tendu, lisse, mais non adhérent. Il existe une légère circulation veineuse collatérale du scrotum.

La glande au-dessous est irrégulière, bosselée, dure par places, moins par d'autres. Elle paraît très lourde. Dans l'ensemble, elle a gardé, agrandie, sa forme habituelle.

Il existe cependant une bosselure au niveau du pôle inférieur qui est d'une dureté très grande. Sur le bord antérieur de la glande, on sent une autre bosselure également résistante. Cette impression est d'autant plus nette que ces deux saillies sont séparées l'une de l'autre par une dépression molle en forme de gouttière.

Au sommet, on trouve encore une zone résistante, mais moins dure; on perçoit nettement, au-dessus, la tête de l'épididyme que l'on peut facilement pincer et isoler. Il est impossible de suivre le canal déférent dans la partie postéro-inférieure de l'organe.

Les éléments du cordon sont rétractés et ont perdu leur élasticité à la traction. Rien dans la vaginale, qui donne le phénomène du pincement. Canal déférent normal.

Au toucher rectal, rien d'appréciable. Le palper de la région inguinale, de la fosse iliaque, de la région lombaire ne révèle rien. Il est vrai que cet homme est très musclé, ce qui rend difficile la palpation profonde du ventre.

Le malade est mis durant trois semaines au traitement d'épreuve par le benzoate de mercure, sans qu'il se produise aucune modification du côté de sa tumeur.

Opération le 16 août 1910.

Le malade est mis en position dorso-latérale cambrée, telle que nous l'avons décrite (*Thèse de Paris*, 1905).

1er *temps* : castration banale. Ligature de tous les éléments du cordon en masse, dans la partie toute supérieure du canal inguinal qui a été fendu dans toute sa hauteur. Le péritoine est refoulé et non ouvert.

2e *temps* : nous pratiquons l'incision que nous avons proposée pour aller à la recherche des ganglions dans le cancer du rein, c'est-à-dire que cette incision part du rebord costal, suivant la direction de la ligne axillaire moyenne, et descend jusqu'à la crête iliaque où nous la prolongeons parallèlement à l'arcade crurale jusqu'au niveau de sa partie moyenne, autrement dit jusqu'au point correspondant à l'orifice profond du canal inguinal. A son extrémité supérieure, cette incision est prolongée parallèlement au rebord costal sur une longueur de deux travers de doigt, pas davantage, ce qui donnera un jour énorme sur la région prévertébrale.

Le sac péritonéal est décollé sans être ouvert. Le rein est laissé en place. Il a suffi pour cela d'inciser le fascia de Zuckerkandlt et de suivre la face profonde du péritoine prérénal.

Le décollement est ainsi poursuivi sans difficulté et sans l'ombre de saignement, jusque devant l'aorte. La veine cave est mise à nu depuis le niveau du tube rénal jusqu'à son origine. Du même coup, la veine iliaque primitive droite est entièrement découverte.

On ne trouve aucun ganglion.

Le plexus pampiniforme droit est mis à nu sur toute sa longueur, et on ne constate rien d'anormal à ce niveau; mais au niveau de la bifurcation de l'iliaque primitive droite, on trouve un ganglion, d'aspect normal du reste. Il est enlevé.

La plaie est refermée et suturée sur deux plans. Pas de drainage.

Le 25 août, on enlève les fils. Guérison par première intention sans incidents.

Examen de la pièce : la tumeur est du volume d'un œuf d'oie. Il existe à la surface trois bosselures : une à chaque pôle, l'autre, moins considérable, au niveau du bord libre.

A la coupe, l'albuginée est mince. En certains points cependant, on trouve un épaississement net et des cloisons blanchâtres, irrégulières, s'en détachent pour se perdre dans l'épaisseur de la tumeur.

L'ensemble de la masse est de coloration fort irrégulière, Très sombre, ailleurs blancs jaunâtre. Les points clairs sont en saillie sur la coupe, comme exprimés par les tissus voisins de consistance plus ferme. L'épididyme et la canal déférent sont de structure normale. Mais, au niveau du testicule, ils sont aplatis et étirés. La tête de l'épididyme est normale.

Examen histologique. — La tumeur testiculaire a la structure d'un séminome. Le ganglion est normal.

Le malade, revu en juillet 1911, est tout à fait bien portant, sans traces de récidives, ni d'éventration.

Le 28 juillet 1911, même état. En octobre 1911, même état.

Le malade enfin a été revu un an et sept mois après l'opération. Il a été trouvé très bien portant. Cicatrice parfaite. Bon état général. Ventre souple. Paroi un peu faible.

OBSERVATION XX

(Due à l'obligeance de M. le Prof. agr. P. Duval).

(Deuxième observation),

A..., Auguste, tonnelier, âgé de 37 ans, entre à l'hôpital Cochin, le 20 octobre 1910, pour une tuméfaction douloureuse du testicule gauche.

Début il y a cinq ans. Accroissement progressif. Volume d'une petite orange. Tumeur globuleuse, régulière, dure, légèrement douloureuse. Impossibilité de distinguer nettement le testicule de l'épididyme. Pas de pincement de la vaginale. Cordon infiltré, épaissi dans toute son étendue, et présentant un noyau dur, dans sa partie juxta-testiculaire. Rien à la palpation de la Fosse Iliaque et de la région lombaire. Prostate normal. Douleurs spontanées très vives au niveau du cordon, de la région inguinale, de la Fosse Iliaque, dans la région lombaire.

Blennorragie à treize ans. Depuis, goutte militaire.

Opération le 8 novembre 1910.

1er *temps* : castration. Une coupe faite sur le testicule montre qu'il s'agit bien d'un néoplasme.

2e *temps* : incision de Chevassu, décollement péritonéal. On arrive sur une grosse masse ganglionnaire située au voisinage du tronc cœliaque et qu'on renonce à extirper.

Résection du cordon. Ablation de deux ou trois ganglions juxta-aortiques dans le but de les examiner.

Suture, drainage.

Suites opératoires normales.

Le malade quitte l'hôpital le 29 novembre.

Il meurt chez lui quelques mois après.

Examen histologique pratiqué par M. Jolly : testicule atteint d'épithélioma presque entièrement dégénéré; grosses masses épithéliales dont beaucoup sont complètement nécrosées.

Les ganglions enlevés sont envahis par la tumeur.

OBSERVATION XXI

(Due à l'obligeance de M. le Prof. agr. MORESTIN).

(Deuxième observation.)

T... Marie, âgé de 27 ans, entre à l'hôpital Tenon, service du docteur Morestin, le 12 janvier 1911, pour une tuméfaction du testicule gauche et pour des douleurs siégeant au niveau de cet organe et de la région lombaire.

Début : mars 1910. Accroissement rapide, semble stationnaire depuis neuf mois environ.

Depuis novembre dernier, douleurs spontanées très vives, presque continues, plus accentuées la nuit que le jour, empêchant parfois tout repos et présentant des irradiations dans toute la région lombaire. Tumeur du volume du poing, lisse, ovoïde, de consistance ferme, douloureuse dans sa partie postéro-intérieure. Cordon souple, un peu volumineux. Canal déférent douloureux, plus gros que celui du côté opposé. Palpation abdominale négative. A maigri de 5 kilos depuis le début de la maladie.

Diagnostic clinique : néoplasme du testicule.

Opération le 3 février 1911 : incision inguino-scrotale. Ouverture de la vaginale qui est lisse et contient une cuillerée à café de sérosité. Ablation de la tumeur, du cordon et de la vaginale. Ouverture du canal inguinal et de la fosse iliaque. Ligature de l'artère funiculaire. Libération des éléments du cordon. Section des attaches du cremaster. Déférent coupé le plus loin possible. Ligature de l'artère déférentielle. Extirpation des ganglions iliaques externes que l'on laisse adhérents au cordon. Grande incision latérale droite partant du grand droit jusqu'aux fausses côtes. On suit les vaisseaux spermatiques jusqu'à l'aorte et jusqu'au rein. L'artère spermatique est liée à son origine. Pas de ganglions dans cette région. Suture de la paroi et du scrotum

Suites opératoires : bonnes malgré une légère suppuration de la paroi.

Diagnostic histologique de la tumeur : cancer du testicule.

Revu le malade le 15 mars : il est très bien portant.

Le 20 avril, le malade rentre à l'hôpital : ganglions sus-claviculaires gauches assez volumineux, présentant tous les caractères de ganglions néoplasiques secondaires aux cancers viscéraux.

Le 19 mai, extirpation de ces ganglions. Opération délicate.

Le 28 juin, le malade maigrit de plus en plus. Douleurs lombaires presque continues, avec violentes exacerbations. Ces douleurs existaient déjà trois mois environ avant l'opération, mais elles étaient moins vives, au dire du malade.

Le 22 août : même état. Nouvelle intervention pratiquée par le docteur Lardennois. Incision de Chevassu, décollement péritonéal; on trouve une grosse masse inextirpable entourant l'aorte. On suture la paroi.

Décès au mois de septembre.

A l'autopsie, grosse adénopathie lombo-aortique englobant l'aorte et la veine cave, et envahissement de l'extrémité inférieure du rein par le néoplasme.

Examen histologique des ganglions sus-claviculaires par le docteur Chevassu. Toute trace de ganglion a disparu. Sous une coque conjonctive régulière et assez épaisse, c'est à peine si on trouve quelques traînées d'éléments lymphoïdes disséminés.

Tout est comblé par une infiltration de volumineuses cellules épithéliales, disposées en amas irréguliers que séparent de larges travées conjonctives.

Dans ces travées, on retrouve de petits nids épithéliaux tantôt disposés en un amas plein, tantôt limitant une petite cavité.

A un fort grossissement, on constate que les cellules néoplasiques sont fort altérées par une fixation défectueuse. On distingue néanmoins parfaitement des noyaux volumineux bombés, fortement nucléolés. Quant aux corps protoplasmiques, ils sont le plus souvent réduits à l'état de squelette formant un réseau artificiel. Beaucoup de noyaux sont picnotiques.

Les cellules sont ordinairement pressées sans ordre, les unes contre les autres. Il arrive cependant qu'en certains points elles se disposent de manière à limiter des fentes irrégulières qui ne paraissent pas artificielles.

L'aspect d'ensemble est celui d'un séminome, mais l'altération des cellules ne permet pas d'affirmer avec certitude cette origine. Vu la tendance qu'ont les cellules à limiter des cavités, il est probable que l'épithélioma s'est développé aux dépens des cavités préexistantes, cavités épithéliales d'une tumeur mixte sans doute. Il est difficile d'affirmer l'origine exacte de cet épithélioma. Il n'en est pas moins vrai qu'il répond dans son ensemble à un aspect fréquent des épithéliomas testiculaires.

OBSERVATION XXI

(Due à l'obligeance de M. le Prof. agr. P. Duval).

(Troisième observation).

S. L..., 31 ans, entre, le 7 février 1911, à l'hôpital Cochin pour un testicule volumineux.

A été opéré d'une hernie double en octobre 1907. Légère suppuration à gauche pendant dix jours.

En mars 1910, douleurs dans la région lombaire, surtout à droite. Pas de sang ni de pus dans les urines.

En novembre 1910, mictions difficiles attribuées par le malade à un rétrécissement blennorragique. Séances de dilatation.

Quelques temps après, accroissement rapide du testicule et de l'épididyme.

Douleurs spontanées avec irradiations crurales et lombaires. Fièvre légère continue.

En février 1911, on constate des bosselures très nettes sur l'épididyme et au niveau du cordon. Fluctuation au pôle inférieur du testicule. La prostate et les vésicules séminales sont indemnes.

Le 13 février 1911, ponction de la vaginale. On retire 23 centimètres cube de liquide jaune citrin.

A l'examen : testicule volumineux, pris en masse avec l'épididyme, qu'on sent arrière. Cordon gros, dur, infiltré, du volume du petit doigt et ne semblant pas présenter de noyaux. Rien au palper abdominal.

Opération le 14 février 1911 : incision inguino-scrotale, castration, section haute du cordon. L'orchidotomie exploratrice ne permet pas d'affirmer le diagnostic de cancer. On se contente alors de faire une simple castration.

L'examen histologique post-opératiore révèle la nature cancéreuse de la tumeur.

Le 20 février 1911, on complète l'intervention : incision de Chevassu, décollement péritonéal, réclinement de la masse intestinale. Extirpation facile de la gaine spermatique, et ablation de trois ganglions : un latéro-aortique au niveau du pédicule rénal; un autre préaortique, un dernier au niveau du promontoire, derrière la bifurcation de l'aorte.

Suture de la paroi. Drainage.

Suites opératoires : normales, bien qu'il y ait eu un peu de fièvre les premiers jours. Rien de particulier du côté de la plaie. Cicatrice parfaite. Le malade quitte l'hôpital en bon état, le 6 mars.

L'examen histologique, pratiqué par M. Jolly, montre que le testicule est atteint de carcinome : masses épithéliales en partie dégénérées dissociant le tissu conjonctif.

Le cordon est envahi par les cellules du carcinome, non dégénérées.

Les ganglions ne sont pas envahis.

Le malade a été revu, en octobre 1911, par le docteur Mathieu. Il présentait des signes de propagation cancéreuse : ascite, œdème des jambes, masses indurées préaortiques.

Ce malade est décédé chez lui, quelques semaines plus tard.

OBSERVATION XXIII

(Due à l'obligeance du Dr Michon.)

(Deuxième observation.)

L.... Léon, valet de chambre, agé de 31 ans, entre, le 15 février 1911, à l'hopital Cochin-Annexe pour une tuméfaction de la bourse droite.

Début il y a trois ans. Le testicule a grossi progressivement et le malade ressent des douleurs, surtout après son travail. Augmentation lente de la tumeur.

Celle-ci est constituée par deux portions distinctes : l'une supérieure, dure, irrégulière, donnant l'impression d'un épididyme géant et induré; l'autre inférieure, paraissant être le testicule, également volumineux et irrégulier. Disparition totale de la sensibilité testiculaire et épididymaire. Cordon infiltré, augmenté dans son ensemble, et canal déférent hypertrophié peu mobile au milieu des éléments du cordon.

La prostate est un peu grosse, et lisse. La vésicule séminale gauche est gonflée, mais non indurée. Fréquence des mictions. N'a jamais été malade. Père mort de cancer de l'estomac.

Opération le 25 février 1911 :

1er *temps* : incision inguino-scrotale. On trouve un testicule gros. Une incision exploratrice montre qu'il s'agit d'un néoplasme ayant envahi le testicule et l'épididyme. Enucléation de la tumeur après section et ligature du ligament scrotal. Le testicule est enroulé dans un champs et les instruments sont changés.

2e *temps* : incision continuant la première, parallèle à l'arcade crurale, passant un peu en dedans de l'épine iliaque antéro-supérieure, et remontant jusqu'aux fausses côtes. Section des muscles, hémostase. Le décollement péritonéal se fait aisément, sauf au niveau de l'orifice profond du canal inguinal où une déchirure se produit ainsi qu'à la partie supérieure de l'incision. Suture au catgut fin.

Section du déférent cinq cm. après sa plongée dans le petit bassin. Dissection des vaisseaux spermatiques jusqu'au niveau de l'extrémité inférieure du rein.

En explorant la région antérieure prévertébrale, on ne trouve qu'un petit ganglion de la taille d'un haricot sur l'artère iliaque primitive.

Un ganglion beaucoup plus volumineux, de deux cm. et demi de long sur un de large, aplati, repose sur la face antérieure de la veine cave, se mettant par son bord gauche en contact avec l'aorte. Son extrémité inférieure se trouve environ à 5 cm. de la bifurcation aortique. Ce ganglion est très facilement reconnaissable à la palpation même avec des gants, quoique perdu au milieu d'une couche de graisse. On explore de même par la palpation la région du hile rénal, mais on ne trouve rien.

Il est difficile de voir nettement la partie supérieure de la région prévertébrale, au niveau du pédicule rénal, car l'intestin, sous la poussée du diaphragme, retombe et masque cette région.

Au cours de l'extirpation, le pédicule spermatique s'est rompu au niveau de la région lombaire. Il n'y a pas eu d'hémorragie. On a placé des ligatures sur le pédicule.

Suture de la paroi et drainage.

Le malade a été revu le 12 juin 1911. Bon état général. Pas de tumeur prévertébrale. Le malade se plaint seulement d'avoir la diarrhée depuis son opération.

Revu enfin, le 15 octobre 1912, par M. Michon qui nous communique la note suivante : Parfait état de santé, pas la moindre récidive perceptible à la palpation. Bon état général. Pas de douleurs, pas d'éventration.

Guérison depuis huit mois. Examen histologique pratiqué par M. Chevossu :

1° Testicule : la tumeur est constituée par une accumulation d'énormes cellules donnant le type habituel du séminome. A un fort grossissement, les cellules ne sont guère, représentées vu la fixation défectueuse, que par leur volumineux noyau. Des corps protoplasmiques, il ne reste que le squelette artificiellement mis en lumière. En certains points, on retrouve, en pleine tumeur, quelques tubes testiculaires en voie d'atrophie. Dans l'ensemble. la réaction conjonctive est des plus restreintes; la tumeur est essentiellement cellulaire.

2° Ganglion iliaque : ce ganglion a les dimensions d'un petit pois. Il ne présente pas trace d'envahissement néoplasique. Les cordons folliculaires sont très épais, les centres germinatifs à peine visibles.

3° Ganglion situé devant la veine cave. — Celui-ci a les dimensions d'un flageolet. Il présente des traces d'inflammation manifeste, mais surtout, il est envahi en deux points par le néoplasme.

L'envahissement est d'ailleurs très restreint. Il occupe la périphérie du ganglion au point où les sinus sous-capillaires s'enfoncent dans la profondeur.

Chacun des points d'envahissement n'a guère que la dimension d'un des follicules voisins. Il existe, en outre, dans la capsule qui recouvre le plus volumineux des centres envahis, une infiltration néoplasique assez étendue qui se prolonge en pointe vers le noyau néoplasique intra-ganglionnaire.

Les parties envahies tranchent par leur aspect clair sur tout le reste du ganglion. Cet aspect clair, est celui que présentent le plus souvent les séminomes lorsqu'une fixation défectueuse a racorni leur corps protoplasmique. A un fort grossissement, la tumeur présente dans le ganglion les mêmes caractères qu'elle offrait dans le testicule; on y voit seulement de plus nombreuses figures de dégénérescence; beaucoup de noyaux sont en picnose; les autres, très volumineux, parcourus par un réseau chromatique bien visible et pourvus de gros nucléoles, sont absolument semblables aux noyaux du séminome testiculaire.

OBSERVATION XXIV

(Due à l'obligeance du Prof. Jacob).

R... François, âgé de 22 ans, faisant son service militaire au 19e Escadron du Train, entre à l'hôpital du Val-de-Grâce, le 4 octobre 1911, avec le diagnostic d'hématocèle.

Père et mère en bonne santé.

Pas de maladie, si ce n'est un abcès amygdalien traité en mai.

Ni syphilis, ni blennorragie.

L'affection actuelle remonte à juillet 1911. Le malade raconte qu'en montant à cheval il a heurté violemment son testicule droit contre sa selle. Il ressentit une douleur très vive, qui s'atténua assez rapidement. Pas d'ecchymose.

Huit jours après, il s'aperçut que son testicule grossissait. Cette tuméfaction est allé en augmentant, mais il n'en a jamais souffert.

Il y a un mois, il s'est présenté à la visite; il a été traité par des pansements humides. L'affection ne s'améliorant pas, il est envoyé à l'hôpital.

On se trouve en présence d'un malade robuste, en parfait état général, un peu gros, bien qu'il prétende avoir maigri.

A l'examen, on est frappé par une volumineuse tuméfaction siégeant au niveau de la bourse droite.

La peau du scrotum est déplissée à sa surface. Elle a conservé sa coloration normale. Elle n'est pas adhérente aux plans sous-jacents, elle ne présente pas de vascularisation anormale. Toutefois, la température à la main paraît plus élevée que du côté opposé.

A la palpation, on constate, aux lieu et place du testicule, l'existence d'une masse du volume d'une grosse orange, lisse, régulière, sans bosselures, uniformément dure, non fluctuante, non transparente. Sa dureté est un peu élastique. Elle est lourde. Avec peine, on arrive à distinguer l'épididyme du testicule, et le cordon qui suit la face postérieure de la tuméfaction.

L'épididyme est très aplati Il ne présente rien d'anormal.

Entre la peau et cette tumeur, ainsi formée par le testicule très hypertrophié, mais ayant conservé sa forme ordinaire on perçoit à la palpation, quand on laisse la masse reposer sur la main sans la comprimer, une fluctuation superficielle, qui ne peut être due qu'à un léger épanchement dans la vaginale. On ne peut pincer cette dernière,

La palpation ne détermine aucune douleur. L'affection d'ailleurs ne s'accompagne d'aucune douleur spontanée Ce qui conduit le malade à l'hôpital, c'est l'augmentation rapide de la masse et la gêne déterminée par son poids et son volume.

Le cordon est plus gros que celui du côté sain. Le canal déférent est cependant identique des deux côtés, c'est plutôt le paquet vasculaire qui est plus gros, bien qu'il n'y ait pas de varicocèle.

Pas d'adénopathie iliaque, inguinale, lombaire, rien d'anormal aux autres organes et appareils.

Une réaction de Wassermann est négative.

Opération pratiquée le 7 octobre 1911.

Incision et technique préconisées par Chevassu. La vaginale renferme une cuillerée à café de liquide citrin.

La séparation du paquet spermatique d'avec le péritoine est assez difficile au-dessus du point où le canal déférent s'enfonce dans le bassin. Il y a là quelques adhérences que l'on ne peut rompre sans déchirer le péritoine. Cette séreuse est d'ailleurs, chez ce malade, particulièrement mince, et malgré toutes les précautions prises, il se déchire une seconde fois au niveau de la partie supérieure du décollement.

Ces déchirures sont immédiatement suturées. Ce fut le seul incident opératoire.

La dissection des vaisseaux spermatiques, leur section et leur ligature au niveau de l'aorte et de la veine cave se font facilement.

Le décollement est poussé jusqu'au pédicule rénal dont la veine est très apparente.

On trouve un ganglion très net, gros comme un haricot, mais moins épais, au contact de la veine cave, immédiatement au-dessous de l'embouchure de la veine rénale droite. On enlève la traînée graisseuse qui masque le sinus aortico-cave et on extirpe :

Un ganglion situé sur la veine iliaque externe, juste au-dessous de l'uretère ; un autre sur le milieu du trajet de cette même veine ; enfin un groupe de trois ou quatre ganglions rétro-cruraux.

En résumé, on fit l'extirpation de nombreux ganglions, dont le plus volumineux était le ganglion cave, et qui tous avaient un volume et un aspect macroscopique normal.

On suture la plaie avec des points séparés au catgut et s'étageant sur le péritoine, les muscles profonds, les muscles superficiels et enfin la peau pour laquelle on emploie des crins.

Drainage par un seul drain, gros comme l'index, sortant par la partie externe de l'incision crurale. Suites opératoires normales. Ablation du drain le troisième jour, dont le trajet ne se cicatrise que le quinzième jour.

Le 25 novembre 1911, l'état général du malade est parfait, la paroi est solide, la cicatrice résistante.

La palpation de la région préaortique ne révèle rien d'anormal.

L'examen histologique de la tumeur, pratiqué par M. Chevassu, montre qu'il s'agissait d'un séminome et que les ganglions n'étaient pas envahis par le processus néoplasique.

OBSERVATION XXV

(Due à l'obligeance de M. le Prof. agr. Chevassu.)

(Troisième observation.)

B..., âgé de 28 ans, valet de chambre, entre, le 28 octobre 1911, salle Velpeau, pour un gros testicule.

Histoire clinique : début en mars 1911. Accroissement progressif. Indolence; un peu de gêne seulement dans la marche.

Tumeur de forme ovoïde, régulière, du volume d'un gros poing. Pas de fluctuation, douleur locale en divers points.

Le cordon est très souple. A peine plus gros que celui du côté opposé. On sent les battements de l'artère spermatique. L'épididyme n'est pas facile à sentir.

En suivant le cordon, sur la paroi supérieure de la tumeur, on ne sent rien à ce niveau, mais en descendant un peu sur le flanc externe et en arrière, on sent un cordon arrondi, souple, qui se termine assez brusquement en avant et qui est indépendant des autres éléments du cordon. Pour le sentir, il faut se placer de manière à pouvoir refouler la masse de l'épididyme en haut et en arrière. La partie inférieure du scrotum est légèrement adhérente (peau d'orange).

Rien ailleurs : bon état général. Aucune masse perceptible dans l'abdomen.

Pas d'antécédents syphilitiques. Le malade a été soumis au traitement mercuriel sans succès.

La prostate présente une légère induration sur le lobe gauche.

Diagnostic : testicule néoplasique.

Opération pratiquée le 31 octobre 1911.

1er *temps scrotal* : énucléation de la tumeur, ouverture de la vaginale qui ne contient pas de liquide. Incision de l'albuginée. Le testicule mis à nu présente l'aspect d'un séminome.

On enveloppe la tumeur dans une compresse et on sectionne le cordon au thermocautère. Le bistouri est rejeté. Je change de gants, j'enveloppe le moignon du cordon avec un champ, et je cache complètement le scrotum avec un champ.

2e *temps* : grande incision partant de l'incision inguinale, parallèle à l'arcade, s'inclinant sur l'épine iliaque pour monter ensuite légèrement oblique en arrière, de manière à atteindre le rebord costal sur la ligne axillaire.

Incision de la paroi; je remonte jusqu'à la hauteur de la pointe de la onzième côte. Hémostase.

Je mets le doigt dans le canal inguinal, je refoule le péritoine et coupe le petit oblique et le transverse sur mon doigt qui glisse assez facilement.

Je ne poursuis pas immédiatement l'incision complète de ces deux plans jusqu'en haut, voulant éviter d'ouvrir l'abdomen tout entier pendant le temps iliaque. J'ai eu tort. Je n'ai pas fait l'hémostase de ces deux plans à moitié ébréchés et ils ont saigné par la suite.

Isolement du cordon. Section des anastomoses prépubiennes. Section du crémaster.

Décollement du péritoine de la fosse iliaque jusqu'aux vaisseaux iliaques externes.

Sur l'artère, au point où elle est croisée par l'uretère, je trouve un petit ganglion du volume d'un petit pois. Il est facilement extirpé.

Je cherche à séparer la lame spermatique de la face profonde du péritoine récliné au doigt. Je n'arrive pas à trouver le point de départ du clivage. J'emploie alors le bistouri, et ouvre le péritoine sur une hauteur de 7 centimètres environ. Fermeture immédiate par un fin surjet au catgut.

Ligature du canal déférent.

J'essaie alors de reprendre le décollement au doigt, puis au bistouri, mais la gaine adhère sans doute d'une manière inaccoutumée au péritoine, car je déchire de nouveau celui-ci sur une longueur de 10 centimètres au moins.

Cette fois, je ne suture pas le péritoine tout de suite. Profitant de ce qu'il est ouvert, je tends sa lèvre externe sur mon doigt et isole la gaine spermatique jusqu'en haut.

J'achève de sectionner les muscles jusqu'au niveau du rebord costal et seulement alors je fais un surjet sur le péritoine.

Pour fermer plus vite ce dernier, je n'ai pas fait d'emblée l'hémostase du petit oblique et du transverse en haut.

Quand j'y reviens, il y a plusieurs suintements avec des traces d'hématomes intra-musculaires. L'hémostase n'est plus très facile à faire, et j'ai dû y revenir à plusieurs reprises. Pendant l'opération, un léger suintement sanguin, venu des muscles de la paroi, m'a empêché de réaliser l'opération absolument exsangue que j'escomptais.

Je poursuis le décollement en haut jusqu'au rein, en dedans jusqu'à l'aorte, j'isole l'uretère de la face inférieure de la lame, dont il se détache facilement.

Dans la lame qui n'est pas encore isolée pour l'instant, jusqu'à son extrémité supérieure, on ne voit ni on ne sent aucun ganglion.

Mais sous elle, et sur le flanc de l'aorte, on sent comme un chapelet irrégulier formé par des masses dures, étagées, et paraissant enfouies dans un gangue assez épaisse.

Sur la face antérieure de l'aorte au même niveau, le doigt sent également deux noyaux fermes, comme les précédents mal limités, car perdus dans une gangue assez épaisse.

J'isole d'abord à la sonde cannelée et à la pince les deux petites masses préaortiques, qui se laissent assez facilement extirper. Ensuite j'enlève le groupe latéro-aortique.

Le bord interne de la lame semble s'incliner jusqu'à lui et on voit nettement de petits cordages (lymphatiques) qui vont de la lame aux ganglions.

Leur isolement n'est possible qu'à la sonde cannelée.

J'en isole un premier, le plus inférieur, long de 3 centimètres et assez plat, ferme, sans induration; puis un autre relié au précédent et ayant la même forme et la même consistance, toutefois plus petit. Un troisième continue en haut la même chaîne. Mais celle-ci se rompt au moment où j'allais isoler ce dernier ganglion, le plus haut situé.

J'extirpe donc seulement en bloc les deux ganglions inférieurs qui se trouvent détachés du même coup des fines amarres qui les unissaient au bord interne de la lame spermatique.

Pour poursuivre l'enlèvement plus haut, je sépare la lame du bord interne du rein sur lequel on voyait nettement se diriger un paquet de veines capsulo-adipeuses assez volumineuses. J'ouvre de ce fait la capsule adipeuse du rein dont j'aborde la partie interne.

Deux écarteurs bien placés me permettent de dépasser en profondeur le niveau primitivement atteint. J'isole ainsi les troisième ganglion de la chaîne précitée.

Il est notablement plus petit que les précédents et relativement plus adhérent. Je sens à ce niveau sous mon doigt les battements des vaisseaux rénaux, dans la loge rénale, et on pourrait s'en tenir là si ce n'était sans doute très insuffisant.

Revenant donc sur les flancs de l'aorte, je trouve sur la face antérieure de la colonne vertébrale un petit ganglion analogue comme consistance aux précédents, c'est-à-dire assez ferme et perdu dans une gangue assez épaisse. Son ablation s'accompagne d'une certaine hémorragie.

Ce ganglion reposait sur une veine lombaire transverse que j'ai dû lier entre deux pinces.

A ce moment, le flanc aortique est libre jusqu'à la zone urétérale, mais on ne voit encore nettement ni l'ensemble du pédicule rénal ni la zone aortique inférieure.

Je repousse en haut les écarteurs une dernière fois pour bien nettoyer toute la zone du pédicule rénal.

Je sens tout de suite à bout de doigt et semblant au-dessus des vaisseaux du rein, un nouveau ganglion. Les écarteurs sont placés plus profondément.

Le ganglion était en définitive situé *dans l'angle de l'aorte* et du bord inférieur du pédicule rénal.

Avant de terminer, je reprends la dissection du flanc aortique vers le bas, et trouve à l'angle de l'aorte et de l'iliaque primitive trois nouveaux ganglions petits et assez fermes.

L'ablation de l'un d'eux s'accompagne d'hémorragie. Pince, ligature.

Cette fois, la dénudation semble complète.

Réfection de la paroi abdominale. Drainage. Suture du scrotum.

Suites opératoires : le soir, le malade est bien réveillé.

Le lendemain, 1er novembre, il a saigné abondamment. J'enlève le pansement au niveau du drain. L'aspiration ramène un peu de sang.

Le 2 novembre, subictère manifeste; le 3, l'ictère s'accentue, le malade tousse. Le 4, il a des crachats purulents; le 5, je change le pansement, les compresses sont trempées de pus.

Le soir, température à 39°. Pansement, suppuration abondante, en haut.

Débridement de la paroi antérieure.

Le 6 novembre, la température tombe à 37°7; l'état général est meilleur, le pouls est à 100. Pansement. Suppuration abondante. Les bords de la plaie s'écartent et le sac péritonéal apparaît entre les muscles.

Le soir, température à 38°; le malade est assez bien.

Le 7 novembre, douleurs intenses depuis la veille. Le malade a vomi toute la nuit sans que le surveillant de garde s'en inquiète.

Le lendemain matin on constate que le malade a le facies péritonéal. Son pouls est tendu. La température est à 37°,7.

Pansement : au milieu des compresses pleines de pus, on trouve deux anses intestinales, dont le côlon qui semble légèrement étranglé.

Le malade meurt à 2 heures de l'après-midi.

Autopsie : rien à noter dans les viscères.

On trouve une série de ganglions : un assez volumineux paquet derrière la bifurcation de l'iliaque primitive au point de croisement de l'uretère, le ganglion habituel dans l'angle de bifurcation des iliaques externe et interne.

Un petit ganglion préaortique au niveau de l'embouchure de l'artère mésentérique inférieure.

Un ganglion derrière la veine rénale devant l'artère, situé au niveau de l'embouchure de la veine spermatique.

Une série de ganglions au-dessus des vaisseaux du rein, entre l'aorte d'où part le tronc cœliaque, et la capsule surrénale.

Un ganglion enfin derrière l'aorte, immédiatement au-dsesus de l'artère rénale gauche.

Tout le côté droit est net, on voit seulement deux gros ganglions devant la veine cave, au-dessus de la terminaison de la veine iliaque primitive droite.

Tous ces ganglions ont été prélevés en vue d'un examen histologique.

Avec ceux extirpés au cours de l'opération, leur nombre s'élève à 19.

Examen histologique pratiqué par M. Chevassu : le testicule : séminome. Les ganglions sont hypertrophiés, sans infiltration cellulaire de nature cancéreuse.

A un deuxième examen, M. Chevassu interprète ainsi les lésions ganglionnaires: sur les coupes, on note dans les sinus sous-capsulaires de grosses cellules qu'on pourrait prendre à un examen superficiel pour des cellules cancéreuses. Mais il suffit de les comparer aux cellules de la tumeur testiculaire pour constater que les noyaux en sont malgré tout moins volumineux et moins sombres.

Il ne s'agit donc que de leucocytes mononucléaires, sans doute témoins de quelque irritation chronique.

OBSERVATION XXVI

Due à l'obligeance de M. le Prof. agr. P. DUVAL.

(Quatrième observation.)

H..., Alphonse, âgé de 44 ans, pâtissier, entre à l'hôpital Cochin, le 30 novembre 1911, parce que son testicule droit est gonflé et induré. Il s'en est aperçu depuis le mois de mars. Son testicule a grossi et s'est induré de partout à la fois sans que le malade éprouve de douleur.

En août, il va consulter pour avoir l'explication de ce gonflement insolite. Le docteur le met au traitement mercuriel intensif : injections d'huile grise, frictions à l'onguent napolitain, iodure de fer, pendant trois semaines. Puis on lui fait des piqûres d'hectine et deux injections de salvarsan.

Aucune amélioration.

Dans les antécédents, on note une blennorragie à l'âge de 25 ans, Pas de syphilis. Il est marié, a un enfant. Jamais de maladies aiguës. Souffre depuis longtemps d'une dilation d'estomac pour laquelle il suit un régime.

Etat actuel : aucun symptôme fonctionnel. Indolence complète Rien au cordon. Simplement, tuméfaction testiculaire. — Pas de transparence anormale du scrotum ; aucune trace d'hydrocèle.

Très légère rénitence à la partie supérieure du testicule. Il est impossible de préciser le siège exact du début. Le testicule ne se différencie pas, au palper, de l'épididyme.

La sensibilité spéciale du testicule a beaucoup diminué.

Le canal déférent est de volume normal, sans tuméfaction, ni bosselure.

La consistance du testicule est un peu plus dure en certains points. A la partie antérieure, on sent une plaque assez dure, un peu plus sensible.

Par le toucher rectal, on atteint la prostate et les vésicules séminales qui ne présentent rien d'anormal. Le diagnostic le plus probable est qu'il s'agit d'un néoplasme du testicule.

Intervention le 12 décembre 1911. Castration et albation du pédicule spermatique jusqu'à l'aorte et sous la 2e et la 3e portions du duodénum.

On ne trouve pas de ganglions.

Le malade sort guéri de l'hôpital le 30 décembre 1911.

OBSERVATION XXVII

(Due à l'obligeance du Dr PICOT).

M...., âgé de 35 ans, entre dans le service pour une tumeur occupant la bourse droite.

Aucun antécédent vénérien; ni blennorragie ni syphilis.

Il y a cinq mois, le malade s'aperçut que le testicule droit était augmenté de volume, tout à fait par hasard, car il ne ressentait ni gêne, ni douleur.

Il y a quatre mois, il va consulter notre confrère et ami le Dr Barbier qui diagnostiqua : gros testicule et demanda une réaction de Wassermann, d'autant plus que le malade avait depuis longtemps, à intervalles plus ou moins éloignés des crises d'épilepsie.

Pendant quatre mois, le malade fut perdu de vue, et il ne revint que ces temps derniers. La réaction de Wassermann est faite par notre collègue Tixier. Elle est négative.

Le Dr Barbier nous adresse le malade à Necker, avec le diagnostic de tumeur du testicule.

A l'examen, le sac scrotal droit est occupé par une tumeur assez volumineuse à la palpation; cette tumeur est pesante, et régulière, lisse, et présente les dimensions d'une petite orange; environ trois doigts et demi de largeur et quatre de hauteur. Son grand axe est oblique en bas et en arrière.

On cherche la tête de l'épididyme qu'on sent très nettement au pôle supérieur de la tumeur. On peut suivre le corps épididymaire jusqu'à mi-hauteur de la face postérieure. La tumeur est dure dans son ensemble, mais elle présente au pôle inférieur une zone plus dure, formant une sorte de coque. Au pôle supérieur, au contraire, la tumeur est surmontée par une zone plus molle. A la face antérieure de la tumeur, il n'est pas possible de pincer la vaginale; on sent à ce niveau une légère fluctuation et il est possible de ramener le liquide près du pôle supérieur, où l'on obtient alors une fluctuation bien nette.

Le cordon n'est pas épaissi, pas de funiculite, mais on sent très nettement les battements de l'artère spermatique.

Toute la tumeur est uniformément sensible et dans toute son étendue on perçoit la sensibilité testiculaire. Toucher rectal négatif.

Appareil testiculaire gauche normal. Il existe seulement un peu de varicocèle.

Aucun trouble digestif. Pas de douleurs abdominales ni pelviennes. A la palpation, on ne trouve aucune résistance dans la région des ganglions lombaires.

Opération le 25 avril 1912. Anesthésié au Roth-Drœger.

Temps scrotal : longue incision partant en dedans de la crête iliaque, suivant le canal inguinal et se recourbant sur le scrotum. On libère le cordon et on attire en dehors et en bloc le testicule et ses enveloppes.

Hémostase.

Temps abdominal : la place scrotale étant cachée sous des compresses et des champs, on prolonge l'incision verticalement jusqu'à l'extrémité antérieure de la 12ᵉ côte, qui est courte. A ce niveau, on recourbe l'incision en avant sur une longueur de 5 cm. environ jusqu'à la rencontre de la 11ᵉ côte.

Section du plan musculaire, décollement du péritoine. Les plexus pampiniformes et l'artère spermatique restent accolés à la séreuse. Ligature du déférent très loin, et du paquet vasculaire épigastrique.

Le malade est alors basculé sur le côté gauche et la région lombaire droite est fortement distendue par l'appareil de Pilliet préalablement disposé sous le malade.

On constate alors que le pédicule vasculaire du testicule ne présente aucune infiltration. Les veines sont peu développées et l'artère a son volume normal. Le tissu cellulaire qui entoure les vaisseaux est absolument sain.

Pour faciliter les manœuvres, on sectionne entre deux pinces ce pédicule vasculaire et on se débarrasse du testicule et du cordon.

Dissection du plexus pampiniforme qui est décollé du péritoine. On lie de nombreuses veinules anastomotiques et le plexus veineux spermatique est lié à son extrémité supérieure, près de son abouchement dans la veine rénale; l'artère est liée au ras de l'aorte. Pendant le décollement péritonéal, à la partie supérieure de la plaie, la séreuse se déchire sur 2 ou 3 centimètres de longueur.

On la referme aussitôt au moyen d'un surjet.

Temps ganglionnaire : la masse intestinale est réclinée fortement avec des champs et on découvre la région des vaisseaux. Celle-ci est le siège d'une infiltration ganglionnaire considérable. Le ganglion le plus inférieur siège sur la face antérieure de la veine cave, juste au dessus du point ou celle-ci est croisée par l'artère iliaque primitive droite. On l'enlève ainsi qu'un gros paquet logé entre le flanc droit de l'aorte et la veine cave recouvrant presque complètement celle-ci. La dissection de ces ganglions est aisée, mais ils ont des vaisseaux nourriciers très volumineux qu'il faut lier soigneusement. Ils sont surtout retenus à la veine cave par des veines très nombreuses qu'on sectionne après les avoir liées.

Au-dessus de ce paquet ganglionnaire, se place un second groupe, plus volumineux que le précédent et qui s'étend jusqu'à l'origine des veines rénales. Il entoure tout le flanc gauche de la veine cave, le dépassant en avant et en arrière et se prolongeant sur la gauche jusqu'à la face antérieure de l'aorte.

Le ganglion le plus élevé est rétro-cave, derrière l'origine de la veine rénale gauche. On enlève ce groupe avec difficulté, étant donné la profondeur à laquelle il se trouve. On lie à la partie supérieure de cette masse ganglionnaire deux vaisseaux nourriciers très importants.

On fait l'hémostase de toute la région et on explore à nouveau tout le champ opératoire pour ne laisser échapper aucun ganglion. Mais on constate sur le flanc gauche de l'aorte un très gros envahissement ganglionnaire qui double le volume de l'aorte et dont on n'arrive pas à apprécier la limite supérieure.

On referme la paroi par un double plan de fils de lin à points séparés.

Drain 40 à la partie inférieure de la plaie, fils cutanés. Au bout de quarante-huit heures, enlèvement du drain qui a donné abondamment. Guérison par première intention.

Le malade se lève au 18e jour.

Examen de la pièce :

A la coupe du testicule, on constate au centre un gros noyau qui occupe presque toute la tumeur. Il est grisâtre avec un piqueté hémorragique. Il est dur et a tendance à faire hernie. Aux pôles supérieur et inférieur, on trouve deux calottes de tissu gris rosé refoulé à la périphérie.

L'épididyme est étiré, mais de consistance et d'aspect absolument normaux. Légère hydrocèle, liquide clair, pas de cloisonnement de la vaginale, cordon non infiltré, d'aspect normal, très grêle.

Ganglions : le poids des ganglions enlevés est de 52 grammes,

Ceux-ci sont durs, grisâtres, mais certains d'entre eux sont ramollis et laissent écouler à la coupe un vrai liquide cancéreux.

L'examen histologique pratiqué par M. Chevassu montre qu'il s'agit d'un séminome. Les ganglions enlevés sont farcis de cellules néoplasiques.

OBSERVATION XXVIII

(Due à l'obligeance du Prof. MARAGLIANO).

(Première observation.)

D..., David, 36 ans.

Le malade a remarqué depuis six mois que son testicule grossit progressivement. Actuellement, il se sent gêné par quelques douleurs et par le poids considérable de la tumeur.

Il est examiné pour la première fois le 16 juin 1911. Le malade est assez bien portant ; à part sa lésion testiculaire, les autres organes sont sains. Le testicule gauche est normal, le droit a un volume quadrupié. Il n'est pas douloureux à la pression. On sent une légère fluctuation due à la présence d'un peu de liquide dans la vaginale. Par les caractères de la tumeur, je n'hésite pas à poser le diagnostic de néoplasme malin du testicule et j'en propose l'ablation. Le cordon spermatique est légèrement hypertrophié, et un peu douloureux à deux centimètres au-dessus de l'anneau inguinal externe.

Le 22 juin 1911, premier temps : extirpation du testicule malade et du cordon spermatique presque jusqu'à l'anneau inguinal interne. Comme l'examen macroscopique sur la tranche de section ne permettait pas le diagnostic entre le sarcome et le cancer, je décide de remettre à une deuxième séance le curage des ganglions lombo-aortiques. L'examen histologique me démontra qu'il s'agissait d'un cancer à cellules séminales (séminome) et je décidai de pratiquer le curage.

Le 4 juillet 1911, deuxième temps : incision allant de l'épine du pubis jusqu'au bord libre de la dixième côte droite, en suivant exactement la direction indiquée par Chevassu dans son excellente thèse. J'arrive jusqu'au péritoine que je peux décoller très facilement et rapidement de façon à découvrir aussitôt toute la fosse iliaque jusqu'à l'origine de la veine cave inférieure.

Avec plus de précautions, je continue à décoller le péritoine jusqu'au hile du rein droit. Alors je commence par disséquer la portion du cordon spermatique qui est restée en place après la première opération, je lie et je coupe le déférent au point où il s'incurve pour se jeter dans les vésicules séminales.

Je lie de même l'artère déférentielle. J'arrive sans difficulté à isoler en haut le paquet vasculaire spermatique et je le sectionne tout près de la veine rénale droite. Mais dans le paquet vasculaire ainsi isolé, et extirpé, je ne trouve aucun ganglion visible. Je commence alors à chercher en m'aidant plus par le toucher que par la vue dans la fosse iliaque, et allant progressivement de bas en haut, au-devant de la veine iliaque primitive, de la veine cave inférieure et de l'aorte.

Voici ce que je trouve : dans la fosse iliaque, deux ganglions, l'un assez gros (4 centim. de longueur), l'autre moins volumineux. Je les extirpe.

Plus haut, au-devant de la veine iliaque, immédiatement au-dessous de l'origine de la veine cave, je trouve un ganglion dur, long d'un centimètre; un autre un peu plus haut, entre la veine cave et l'aorte d'un centimètre et demi de longueur, un autre encore plus haut au-dessus de la bifurcation de l'aorte, de la même longueur que le précédent, et que j'ai beaucoup de peine à extirper.

Suites opératoires bonnes. Le malade au quatrième jour est atteint d'une bronchite.

Les efforts de la toux font céder quelques points. Cet inconvénient mis à part, la guérison est parfaite.

Examen histologique : le testicule est infiltré de grandes cellules épithéliales, rondes. Il s'agit d'un séminome.

Les deux premiers ganglions iliaques ne présentent aucune infiltration néoplasique.

Ils sont atteints d'un processus d'inflammation banal et récent, avec notable hyperplasie des centres germinatifs.

Je crois que l'hypertrophie de ces ganglions est secondaire à la première intervention et à une légère infection de la plaie opératoire.

Le ganglion situé au-devant de la veine cave iliaque primitive ne présente pas d'infiltration néoplasique. Il y a hyperplasie des centres germinatifs.

Le ganglion extirpé entre la veine cave et l'aorte présente une hyperplasie analogue. De plus, il est atteint d'une infiltration néoplasique constituée par de grandes cellules rondes ayant tous les caractères des cellules du testicule.

Le ganglion placé au-dessus de la bifurcation aortique présente une hyperplasie banale sans infiltration néoplasique.

Dans tous les ganglions, j'ai pratiqué des coupes en série. Ces coupes ont été contrôlées par le professeur d'anatomie pathologique.

Le cordon spermatique n'a pas d'infiltration néoplasique.

J'ai revu le malade le 1er mai 1912, c'est-à-dire dix mois après l'opération.

Il se porte très bien, il a engraissé de dix kilos; jusqu'à présent au moins, il n'y a aucune trace de récidive.

OBSERVATION XXIX

(Due à l'obligeance de M. le Prof. agr. CUNÉO).

(Deuxième observation.)

A..., âgé de 40 ans, maître d'hôtel, entre le 7 septembre 1907.

Antécédents : blennorragie à 20 ans. Pas de syphilis. Aucune maladie infectieuse. Toujours bien portant.

Depuis l'été de 1906, sans que le malade puisse préciser davantage, il a remarqué que son testicule droit était plus lourd que le gauche.

Il en éprouve une certaine gêne : tiraillements dans la région inguinale, dans le flanc. Il se décide à porter un suspensoir. Pendant plusieurs mois, il remarque que son testicule grossit.

Entre temps, il se fait dilater, car il est porteur d'un rétrécissement, et, au cours du traitement, il présente à plusieurs reprises des accès de fièvre urineuse.

Vers le mois de juin 1907, les bourses augmentent de volume, deviennent rouges et luisantes.

Le 17 juillet, le malade s'alite. Les bourses sont grosses comme les deux poings, rouges, douloureuses. Le canal inguinal est augmenté de volume; on diagnostique : orchite due à un rétrécissement, et on applique des pansements humides chauds. Planchette sous les bourses. Le malade reste alité un mois.

Le 25 août, amélioration, douleurs moindres, bourses moins volumineuses; il va à Evian.

Pendant le voyage, s'ouvre une collection sanguine, et non purulente, au dire du malade, et, devant ces symptômes, le docteur Cottet renvoie le malade à Paris.

A l'examen : homme obèse qui présente au niveau des bourses une tumeur grosse comme une orange, mais allongée de haut en bas. Peau rouge et luisante.

Scrotum déplissé et envahi en haut par une épaisse couche de graisse. Fistule en avant et un peu en dedans.

A la palpation, peau infiltrée, phénomène du godet. Consistance inégale: lorsqu'on presse, à la partie antérieure de la tumeur, sur une zone de la dimension d'une pièce de deux francs, on fait écouler par la fistule une certaine quantité de liquide hématique, visqueux, analogue au liquide d'un hématome suppuré.

On ne peut pincer la vaginale. Mais on délimite une tumeur dure avec points ramollis et fluctuants, large de trois doigts et longue de quatre doigts. On ne sent pas l'épididyme. Sensibilité testiculaire émoussée. Le cordon est infiltré, gros comme le pouce au moins; on ne sent ni le déférent ni les battements de l'artère. Du reste, on ne suit le cordon quà sa partie inférieure, car, dans le haut, il se perd ans la région inguinale extrêmement grasse.

Prostate : hypertrophiée régulièrement, lisse, élastique. On ne sent pas les vésicules.

Etat général très bon, bien que le malade ait maigri de plusieurs livres. Gros mangeur. On hésite sur le diagnostic à porter.

On élimine l'orchite, car pas de douleurs, pas de température, pas de manœuvres récentes sur le canal. On hésite pour la tuberculose, car état général très bon, pas de lésions épididymaires; de même pour la syphilis, car pas d'autres accidents et nie formellement tout antécédent.

On pense au néoplasme sans l'affirmer.

On prescrit des pansements humides et de la désinfection locale.

Opération le 9 septembre 1907.

Opérateur : Cunéo. Aide : Picot.

Par une incision en raquette dont la queue arrive à la partie moyenne du canal inguinal, on enlève le testicule droit et les parties voisines, peau, cloison, en un seul bloc, jusqu'à la vaginale du côté opposé que l'on aperçoit.

On isole le cordon qui est volumineux et infiltré, et entre deux pinces, on le sectionne sur une compresse protectrice.

La tumeur enlevée est coupée en deux; sur la branche de section, on aperçoit des noyaux d'aspect néoplasique et l'on se décide à extirper sur-le-champ les voies lymphatiques. On prolonge l'incision inguinale jusqu'à la douzième côte.

Hémostase. Incision des muscles pariétaux. On isole le cordon; il est infiltré jusqu'à l'orifice profond du canal inguinal.

Le déférent mis à nu est lié et sectionné.

Il est souple et non infiltré.

On pousse la dissection de la gaine spermatique. Sous le pôle inférieur du rein, on lie la branche que la veine spermatique envoie à l'arcade exo-rénale.

Tout en haut, la dissection est rendue difficile par l'abondance de la graisse.

On lie la veine spermatique au ras de la veine cave et l'artère un peu plus haut.

On recherche des ganglions sur la veine cave et entre la veine et l'aorte.

On n'en trouve qu'un qui est enlevé.

Hémostase. L'écarteur a déchiré le péritoine. On répare la brèche par un sujet. Deux gros drains à la partie moyenne de la plaie. On referme par un plan au catgut n° 2. Points séparés.

Drain au niveau des bourses.

Pansement. Huit jours après, on enlève les drains abdominaux. Le drain scrotal n'est enlevé que le quinzième jour.

Le malade se lève le vingt-quatrième jour et rentre chez lui un mois après l'opération.

L'examen histologique montre qu'il ne s'agit pas de cancer. M. Cunéo présume que la tumeur testiculaire peut être de nature syphilitique.

Revu en mars 1912, bien portant, cinq ans après l'opération.

OBSERVATION XXX

Due à l'obligeance de M. le Prof. agr. Marion.

L... C..., âgé de 37 ans, infirmier. Testicule gauche. Le volume de la tumeur dépasse à peine celui d'un testicule normal. Accroissement progressif. Indolore. Forme ovoïde. Pas d'hydrocèle. Cordon normal.

Diagnostic : néoplasme du testicule.

Opération le 24 janvier 1911. Castration. Incision du scrotum. Extériorisation de la tumeur qu'on isole des plans voisins. Orchidotomie exploratrice. Sur la tranche de section,on voit deux noyaux dont l'aspect rappelle celui du tissu néoplasique.

On décide de compléter l'opération par un curage des ganglions aortico-lombaires.

Incision de Chevâssu. Décollement facile du péritoine. Extirpation aisée de la gaine spermatique. Suture de la paroi.

Suites opératoires normales.

Sorti le 7 mars 1911.

Examen de la pièce : pas de ganglion au niveau de la gaine spermatique. Dans le testicule,on note la présence de deux noyaux de coloration un peu jaunâtre et nettement encapsulés.

L'examen histologique,fait par M. Chevassu, montre qu'il ne s'agit pas de cancer testiculaire, mais d'une réaction inflammatoire qui laisse suspecter l'existence de la syphilis.

OBSERVATION XXXI

Due à l'obligeance du Dr Mercadé.

L..., 30 ans, entré dans le service du Dr Chaput à Lariboisière au commencement de mars 1911, pour une tumeur du testicule droit datant de quatre à cinq mois. Testicule gros, augmenté considérablement de volume, très douloureux à la pression même la plus légère. Aucun point fluctuant. Au contraire, consistance dure partout. Epididyme difficile à reconnaître.

Vaginale saine. Testicule du côté opposé absolument sain. Pas de ganglions perceptibles.

Le malade nie la syphilis et on n'en trouve chez lui aucun vestige. On le soumet néanmoins au traitement mercuriel en même temps qu'un second malade de la salle, atteint de syphilis testiculaire nette.

En huit jours celui-ci voit diminuer son testicule de moitié, alors qu'il venait pour se faire castrer. Au contraire, le testicule de L... ne se modifie pas. On décide alors l'intervention.

Opération le 14 mars 1911. Avant de faire la castration, je pratique une large orchidotomie exploratrice, en présence du Dr Lapointe, chirurgien des hôpitaux. Tout le testicule est pris. Le diagnostic de cancer ne nous paraît pas douteux.

Je poursuis alors en ouvrant le canal inguinal, le cordon spermatique jusqu'à l'orifice inguinal interne.

Le déférent est coupé entre deux ligatures. Je fais ensuite l'incision inguino-latéro-abdominale, remontant jusqu'à la dixième côte.

Pour cela, on avait couché le malade sur le côté gauche, avec un coussin placé sous l'échancrure costo-iliaque. Le péritoine est décollé et refoulé vers la ligne mediane.

Le pédicule spermatique est poursuivi jusqu'à son origine; on ne trouve pas de ganglions lombaires autour de la veine cave et de l'aorte.

La pièce fut remise en totalité à M. Chevassu qui en a fait l'examen histologique et qui l'a conservée.

M. Chevassu n'a trouvé aucune lésion cancéreuse dans le testicule, mais des lésions inflammatoires qui doivent faire penser à la syphilis.

Ce diagnostic est d'autant plus probable que le malade est un syphilitique avéré.

Le malade quitta l'hôpital, le 30 mars 1911, en parfait état.

OBSERVATIONS ATYPIQUES

OBSERVATION XXXII

(KOCHER. *Deutsch. Chirurg.*, p. 491.)

« J'ai enlevé, le 28 décembre 1882, par laparotomie, une tumeur du volume d'une tête d'adulte qui s'était très rapidement développée à la suite d'un « kystoma testis ». La tumeur du testicule, apparue un an après une orchite-blennorragique, existait elle-même depuis quatre ans. La tumeur abdominale avait été remarquée depuis deux semaines seulement, et elle augmentait rapidement de volume; elle occupait l'hypogastre, était à peu près médiane, et elle paraissait mobile; sa surface était irrégulière. On porta le diagnostic de cancer des ganglions de la fosse iliaque consécutif à un cancer du testicule.

L'opération fut difficile. On prolongea l'incision abdominale au-dessus de l'ombilic; on attira l'intestin hors de la cavité abdominale. L'S iliaque était étroitement appliqué sur la tumeur, et l'on dut traverser, tout près de l'intestin, le feuillet médian du côlon iliaque; dans lequel la tumeur s'était développée jusqu'à la racine du mésentère; on dut lier de très nombreux et très volumineux vaisseaux. La tumeur adhérait intimement, vers la racine du mésentère, à la face antérieure de la colonne vertébrale. A ce niveau, il se produisit une forte hémorragie à la suite de la rupture d'une ligature au catgut, bien que l'intestin fût en dehors du ventre, on dut agrandir en toute hâte de plus de huit centimètres l'incision sus-ombilicale, ce qui permit de saisir et de lier à la soie une artère volumineuse. L'appendice, très adhérent, fut réséqué. On finit par pouvoir enlever la totalité de la tumeur; en même temps qu'elle on enleva, devant la colonne vertébrale, un autre petit ganglion. La castration termina l'opération.

Suites simples. Dix-neuf jours plus tard, le malade quittait l'hôpital en parfait état. Il resta guéri pendant cinq mois. A ce moment, il présenta une nouvelle récidive abdominale qu'on ne pouvait plus songer à extirper.

OBSERVATION XXXIII

(Kocher. *Deutsch. Chirurgie.*)

Le 14 janvier 1883, je tentai pour la deuxième fois d'enlever un cancer ganglionnaire secondaire à un cancer du testicule. La tumeur ne dépassait pas le volume d'un œuf d'autruche et paraissait mobile; l'opération semblait très praticable; l'événement montra qu'elle n'était possible qu'après ligature de la veine cave inférieure.

La veine cave inférieure était, en effet, complètement aplatie par la tumeur. Le néoplasme reposait dans une sorte de gouttière entre l'aorte et la veine cave; la veine, collée au flanc externe de la tumeur, se trouvait réduite à un cordon qui fut incisé longitudinalement Une ligature n'aboutit qu'à une hémostase incomplète; on dut laisser une paire de grandes pinces à demeure dans la cavité abdominale. Toute la masse intestinale avait été éviscérée et placée dans une compresse. Lavage au sublimé.

Le patient fut assez shocké; il mourut deux jours après l'opération, problablement d'hémorragie interne. Pas d'autopsie.

OBSERVATION XXXIV

ROBERTS. (*Annals of surgery*, oct. 1902.)

Un homme de 68 ans avait subi une extirpation du testicule gauche en mai 1900. Il n'y avait pas eu de traumatisme local. L'affection avait été diagnostiquée tumeur maligne par Cornell (d'Ontario) qui en juillet, de cette année-là, lui enleva les testicules et la vaginale. En juillet de l'année suivante, ablation d'une récidive locale, en même temps extirpation de quelques ganglions. Le cordon spermatique fut coupé haut, en un point qui macroscopiquement paraissait indemne de toute lésion. Tous les ganglions lymphatiques qui purent être aperçus au-dessous et au-dessus de l'arcade de Poupart furent extirpés.

Deux mois plus tard (septembre 1901), un petit nodule apparut au niveau de ce qui semblait être l'extrémité du cordon. Le malade vint me consulter, sur le conseil du Dr Cornell, en octobre 1901.

La gravité manifeste de cette affection me fit entreprendre une opération plus radicale que tout ce qui avait été fait, autant que je sache, pour retarder l'issue fatale de ces tumeurs testiculaires. Je fis l'extirpation des ganglions lombaires dans lesquels se rendent les vaisseaux lymphatiques du testicule, ainsi que du cordon spermatique en entier. J'enlevai largement la petite tumeur inguinale.

La tendance habituelle de ces tumeurs à envahir par métastase les ganglions et l'organisme en général rendait logique cette opération.

Le 16 octobre 1901, je fis donc une incision médiane depuis l'ombilic jusqu'à environ deux centimètres et demi du pubis, mais je constatai que l'épaisseur de la paroi était telle que je n'avais qu'un jour insuffisant. Je coupai donc la peau et le droit antérieur gauche en travers dans la direction de l'épine iliaque antéro-supérieure gauche. Avant de sectionner le muscle, je passai au travers de forts fils à suture au-dessus et au-dessous de la ligne d'incision pour rendre plus facile la suture de la paroi et la recherche des extrémités rétractées du muscle.

Le péritoine est incisé au-devant de l'aorte et le tissu adipeux qui recouvre ce vaisseau fut enlevé. Dans cette graisse, je découvris plusieurs petits ganglions qui à l'œil en avaient l'apparence normale. Cette extirpation dura assez longtemps. Le champ opératoire était profondément situé et le malade était robuste et gras. Je m'arrêtai quand j'eus dénudé l'aorte sur une hauteur de 5 centimètres environ à partir de sa bifurcation. La tumeur de l'aine fut alors extirpée avec la peau avoisinante et quelques ganglions inguinaux.

Après l'opération, le malade présenta des signes d'obstruction intestinale, puis le tympanisme cessa et les garde-robes reparurent grâce aux lavements et aux purgatifs salins.

Une semaine plus tard, l'abdomen était libre et mon inquiétude, à cet égard, s'en alla.

A ce moment, la cicatrice médiane commença à suppurer et finalement nécessita l'ablation des sutures dans toute l'étendue de la plaie. Une fistule intestinale se produisit quinze jours après. J'essayai alors une application du bouton de Murphy pour fermer cette fistule, mais il fut expulsé. Plus tard, je tentai une entérorraphie circulaire.

Le malade mourut d'accidents péritonéaux, le 8 décembre, deux jours après cette dernière opération. La plaie de l'aine s'était réunie par première intention; mais quelques semaines avant la mort, une petite tumeur était apparue dans la cicatrice. C'était évidemment une récidive locale de la tumeur maligne.

Il m'a été impossible de déterminer la cause de cette occlusion intestinale momentanée et de la fistule stercorale consécutive. Ces accidents n'avaient probablement aucune relation avec l'extirpation de ganglions.

Le résultat de l'examen de la tumeur de l'aine fait par le

Dr B.-M. Randolph, directeur du laboratoire, est le suivant : « Stroma de tissu conjonctif adulte, plus ou moins dense, criblé d'espaces alvéolaires ». Dans ce stroma, on trouve un petit nombre de vaisseaux sanguins à paroi normale ou légèrement épaissie. Les alvéoles sont de dimensions et de formes variables, arrondis, ovoïdes ou irrégulièrement fusiformes. Ils sont plus ou moins comblés de cellules d'aspect épithélial, à noyau volumineux, prenant les colorants à des degrés variables et présentant un ou deux nucléoles.

Les recherches ayant porté sur les quatre ganglions lombaires démontrent que le processus néoplasique a modifié leur structure par métastase. Les coupes du ganglion n° 1 montrent une capsule de tissu conjonctif envoyant des prolongements dans le parenchyme de l'organe et formant des alvéoles. Ceux-ci sont remplis de cellules rondes mononucléées, de volume uniforme (lymphocytes), donnant l'apparence habituelle des ganglions. On trouve, éparpillées parmi ces lymphocytes, d'autres cellules de forme polygonale et à noyau ovalaire.

Les coupes du ganglion n° 2 présentent le même aspect.

Celles des ganglions 3 et 4 présentent une structure normale.

Diagnostic : Carcinome. Métastase au début dans les ganglions lombaires.

CASTRATION SIMPLE

Voir : *thèse Chevassu* (Paris 1906).

Séminones : obs. 1 à 59.
Tumeurs mixtes : obs. 73 à 127.

A éliminer :

1° Tumeurs ne permettant pas une étude sérieuse, à cause de leur situation et des adhérences qu'elles contractent avec les organes voisins.
Onze tumeurs en ectopie avec deux guérisons (Obs. 3, 4, 5, 17, 31, 47, 96, 99, 101, 102, 103).

2° Castrés décédés d'une affection concomitante, etc. (Obs. 11, 40, 77).

3° Tumeurs mixtes non dégénérées, c'est-à-dire tumeurs (Obs. 74, 75, 76),

---

CONCLUSIONS

I. Les résultats tardifs de la castration dans le cancer du testicule sont très précaires, et cependant il existe des faits indiscutables de guérison.

On s'en tenait, pour le cancer du testicule à l'ablation simple de la tumeur, sans s'inquiéter des ganglions et des propagations. Il n'y a pas de raison pour que le cancer du testicule soit traité différemment des autres cancers.

II. Les ganglions du testicule occupent un territoire très étendu, en pleine région vasculaire, le long de la veine cave et de l'aorte, derrière ce vaisseau, et au niveau de sa bifurcation. Il semble incontestable que les ganglions ne sont pas envahis dès le début de l'évolution du cancer. Si l'on peut préciser la date de cet envahissement, la castration reste une opération légitime, tant que les ganglions ne sont pas envahis.

III. En nous plaçant à un point de vue purement chirurgical, nous avons recherché s'il n'existait pas de rapport entre l'envahissement ganglionnaire caché et les différentes manifestations du cancer qu'on peut facilement reconnaître soit par l'examen clinique, soit au cours de la castration.

a) Dans les *séminomes* strictement localisés à la glande, dans les séminomes propagés à l'épididyme et dans les séminomes qui s'accompagnent de vaginalite exsudative ou plastique, l'envahissement ganglionnaire est fréquent, mais non constant.

Dans les séminomes accompagnés d'infiltration molle ou dure du cordon, les ganglions sont pris de façon pour ainsi dire constante.

b) Dans les *tumeurs mixtes*, l'absence d'envahissement ganglionnaire ne peut être supposé que dans un cas : lorsque le néoplasme est strictement limité à la glande. Dans tous les autres cas, l'envahissement ganglionnaire semble constant.

c) Les douleurs vives, persistantes, irradiées sur le trajet des nerfs, sont un indice certain d'une propagation ganglionnaire lointaine qui contre-indique tout acte opératoire.

IV. L'envahissement ganglionnaire étant d'une extrême fréquence, le curage des ganglions aortico-lombaires est, théoriquement, pour le cancer du testicule, l'opération de choix. Pratiquement, cette intervention est de date trop récente pour qu'on puisse la juger d'une façon définitive.

BIBLIOGRAPHIE

I. — ANATOMIE

CUNÉO. — Note sur les lymphatiques du testicule. *Bull. Société d'Anatomie.*

BARTELS. — Das Lymphgefaussystem.

FREY. — Zür Kenntnis der lymphatischen. Bahnen in Hoden. *Wirchows Arch.*, 1863, Bd. XXVIII. 563-569.

GERSTER. — Heber die Lymphagefæsse des Hodens. *Zeitsch. f. Anat. un Entwickelung*, t. II, 1876.

HIS. — Ueber das Epithel der lymphgfösswuseln und über die v. Recklinghausenschen Saftkanælchen. *Zeitschr f. Wiss. Zool.*, 1863, Bd XIII, p. 455-473.

JAMIESON and DOBSON. — In *the Lancet*, 19 février 1910, p. 493.

MOST. — Ueber die Lymphagefæsse u. Lymphehüsen des Hodens. *Arch. f. Anat. u. Phys.*, 1899, p. 113.

POIRIER et CUNÉO. — In *Traité d'anat. hum. Poirier*, t. II, p. 1197.

REGAUD. — Les vaisseaux lymphatiques du testicule. *C. R. Soc. de Biol. Paris*, t. IV, p. 659-661 et *Thèse de Lyon*, 1897, 63 pag.

TESTUT. — *Anat. Descript.*, t. IV, p. 585.
— *Anat. topograph.*, t. II, p. 303 et 573.

ZEIESSL et HOROWITH. — *Wiener klinisch. Wochenschrift*, 1890, p. 388, et *Wiener medicinische Presse*, t. III, p. 761.

II. — CHIRURGIE

BECKERICH. — De l'extirpation des ganglions lombo-aortiques comme complément à la castration pour néoplasme testiculaire. *Thèse Nancy*, 1911.

BLAN SUTTON. — *The Lancet*, 13 nov. 1909, p. 1406-1409. *Revue de Chirurgie*, 1910, p. 657.

CALIN. — Du traitement chirurgical du cancer du testicule. *Th. Lyon*, 1911.

CHEVASSU. — Tumeur du testicule. *Th. Paris*, 1906.

— *Revue de Chirurgie*, 1910, 1er semestre., p. 628-666 et 887-923.

— *Presse médicale*, 14 mai 1910, n° 39.

CUNÉO. — Obs. in *Th. Dezarnaulds*, p. 33, et in *Revue de Chirurgie*, p. 651.

DEZARNAULDS. — De l'extirpation des ganglions lombaires dans la cure du cancer du testicule. *Th. Paris*, 1906.

DELBET (Pierre). — Rapport à la Société de Chirurgie, séance du 2 mai 1910, p. 236-262.

FREDET (Pierre). — Obs. in *Bull. Société de Chirurgie*, 1910, p. 245 et in *Revue de Chirurgie*, 1910, p. 663.

GRÉGOIRE. — Considérations sur l'état des ganglions dans le cancer du testicule. *Arch. générales de Chirurgie*, n° 7, 25 juillet 1908.

— Première obs. in *Th. Chevassu*, p. 182. Deuxième et troisième obs. in *Arch. de Chirurgie*, 1908.

GOSSET. — Obs. in *Bull. Soc. Chirurgie*, 1910, p. 243, et *Rev. de Chirurgie*, 1910, p. 661.

HOWARD. — Obs. in *The Lancet*, 12 novembre 1910, p. 1406-1408.

KOCHER. — *Deutsche Chirurgie*, 1883, p. 491.

MORRISTON DAVIES. — Tumeur maligne du testicule et son traitement par l'opération radicale. *The Lancet*, t. CLXXXII, nº 4616, 17 février 1912, p. 418 à 421, et in *Journal de Chirurgie*, avril 1910, p. 500.

MAUCLAIRE. — *Tribune médicale*, 17 juin 1905, p. 373-375.

MICHON. — Obs. in *Bull. de Soc. de Chirurgie*, 1910, p. 258, in *Rev. de Chirurgie*, 1910, p. 918.

MORESTIN. — Obs. in *Bull. Soc. Chir.*, 1910, p. 260.

MOST. — *Virchow's Arch.*, p. 138-177.

ROBERTS (J.). — Excision of the lumbar lymphat. *Annals of Surgery*, octobre 1902, p. 539-549. In *Arch. générales de Chirurgie*, 1908.

VILLAR. — Méthode rationnelle de castration du cancer du testicule. *Journal de médecine de Bordeaux*, février 1902, p. 103-118.
— Méthode rationnelle de castration dans les tumeurs malignes du testicule. *Congrès français de chirurgie*, 25 octobre 1902, p. 714-729.

PARIS. — IMPRIMERIE LEVÉ, RUE DE RENNES, 71.

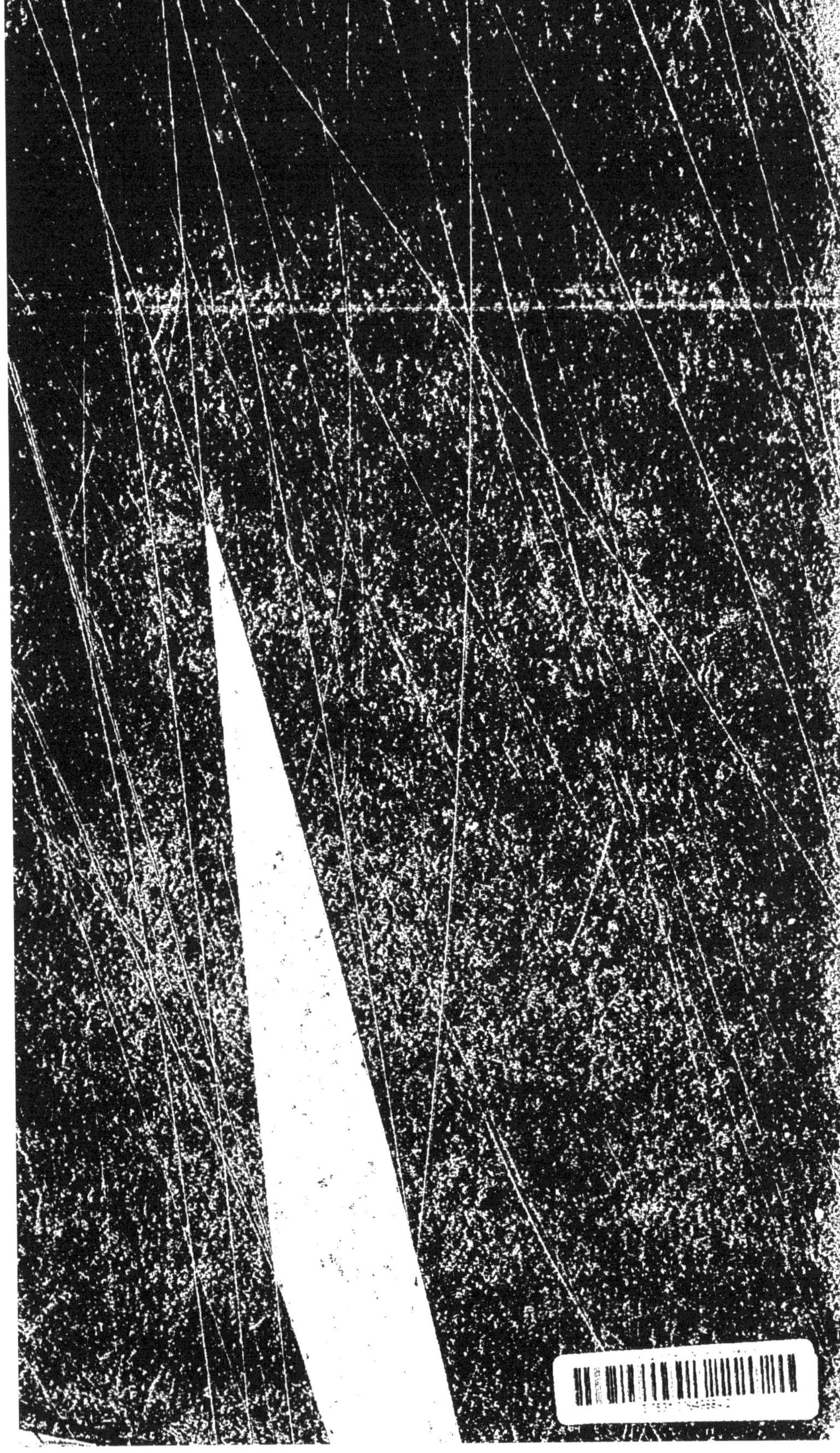